LEÇONS

SUR LES MALADIES INFLAMMATOIRES

DES

MEMBRANES INTERNES DE L'ŒIL

OUVRAGES DU MÊME AUTEUR

RECHERCHES SUR L'ANATOMIE DES FOSSES NASALES, thèse de doctorat. Paris, 1860. In-4º de 60 pages. *Épuisé.*

DES CICATRICES VICIEUSES ET DES MOYENS D'Y REMÉDIER, thèse de concours. Paris, 1863. In-8º de 134 pages. *Épuisé.*

LEÇONS SUR LE STRABISME, LES PARALYSIES OCULAIRES, LE NYSTAGMUS, LE BLÉ-PHAROSPASME, ETC. Paris, 1873. 1 vol. in-8º.

LEÇONS SUR LES KÉRATITES, précédées d'une étude sur la circulation, l'inner-vation et la nutrition de l'œil, et de l'exposé des divers moyens de traite-ment employés contre les ophthalmies en général. Paris, 1876. 1 vol. in-8º.

LEÇONS SUR LES AFFECTIONS DE L'APPAREIL LACRYMAL, comprenant la glande lacrymale et les voies d'excrétion des larmes. Paris, 1877. 1 vol. in-8º.

PARIS. — IMPRIMERIE DE E. MARTINET, RUE MIGNON, 2.

LEÇONS

SUR LES MALADIES INFLAMMATOIRES

DES

MEMBRANES INTERNES DE L'ŒIL

COMPRENANT

L'IRITIS, LES CHOROÏDITES ET LE GLAUCOME

PROFESSÉES

PAR

F. PANAS ✝

Chirurgien de l'hôpital Lariboisière, Professeur agrégé à la Faculté de médecine de Paris
Chargé du cours complémentaire d'ophthalmologie
Membre de la Société de chirurgie, etc.

RÉDIGÉES ET PUBLIÉES

Par E. KIRMISSON

Aide d'anatomie à la Faculté de médecine, interne lauréat des hôpitaux de Paris.

REVUES PAR LE PROFESSEUR

AVEC 11 FIGURES DANS LE TEXTE

PARIS

V. ADRIEN DELAHAYE et Cⁱᵉ, LIBRAIRES-ÉDITEURS

PLACE DE L'ÉCOLE-DE-MÉDECINE

—

1878

Tous droits réservés.

LEÇONS

SUR LES MALADIES INFLAMMATOIRES

DES

MEMBRANES INTERNES DE L'ŒIL

PREMIÈRE LEÇON

SOMMAIRE. — Anatomie et physiologie de l'iris.

MESSIEURS,

J'ai commencé, l'année dernière, la description des maladies inflammatoires des membranes de l'œil, en traitant devant vous des kératites. Je me propose de continuer cette année cette étude en m'occupant des inflammations de l'iris, de la choroïde, de la rétine et du nerf optique. Le sujet me semble offrir pour vous le même intérêt pratique que la connaissance des lésions des membranes externes de l'œil; car, si tous, vous ne faites pas de l'ophthalmologie une étude spéciale, tous, au moins, vous aurez à traiter les maladies inflammatoires du globe oculaire; et, à ce titre, vous devez en posséder des notions exactes.

Nous commencerons par l'étude des inflammations de l'iris; mais, avant d'aborder la pathologie de cette membrane, permettez-moi de débuter par quelques notions d'anatomie, qui nous seront indispensables pour l'intelligence des phénomènes morbides.

L'iris est un diaphragme membraneux, situé entre la cornée et l'appareil cristallinien. Il est tendu à l'intérieur de l'œil comme un voile perforé à son centre pour le passage des rayons lumineux. Le trou qu'il présente, appelé orifice pupillaire, nous offre un grand intérêt, parce que, dans les inflammations de l'iris, c'est lui qui le premier nous révèle l'existence des lésions. Il est régulièrement circulaire, quelquefois cependant, à l'état normal, légèrement ovalaire. Il occupe la partie centrale de l'iris; toutefois des études minutieuses ont établi qu'il est un peu plus près de la partie supérieure et interne que du centre de cette membrane. Cette déviation physiologique ne doit donc pas être prise pour un fait pathologique.

Le diamètre moyen de l'orifice pupillaire est de 3 à 4 millimètres. Il varie suivant les individus, suivant les âges, suivant les conditions d'éclairage et l'état de réfraction du globe de l'œil. Large dans l'obscurité, la pupille se resserre sous l'influence d'une lumière vive. Chez l'enfant, elle est plus large que chez l'adulte, et chez ce dernier, plus large encore que chez le vieillard où parfois elle ne dépasse pas le volume d'une petite tête d'épingle. Son diamètre est plus grand chez le myope; plus resserré chez le presbyte et l'hypermétrope. Ces variations nombreuses nous montrent que les dénominations de pupilles grandes ou petites n'ont qu'une valeur relative. Aussi, pour juger de l'état de dilatation ou de resserrement de la pupille, faut-il comparer entre eux les deux orifices pupillaires qui, à l'état normal, ont le même diamètre, sauf dans certains cas d'anomalies congénitales.

Mais ces exceptions sont si rares qu'une inégalité entre les deux pupilles doit faire songer tout de suite à la possibilité d'une inflammation irienne ou d'une lésion nerveuse avec retentissement sur l'iris.

L'espace compris entre l'iris et la face postérieure de la cornée constitue la chambre antérieure remplie par l'humeur aqueuse. Sa profondeur, à la partie centrale, mesure 4 millimètres; circonstance importante en médecine opératoire, par exemple, pour l'opération de la cataracte, où le couteau doit passer entre la cornée et la membrane irienne, sans léser cette dernière. Cette profondeur varie suivant les individus et suivant les âges; souvent elle diminue chez les individus d'un certain âge. Elle diffère suivant le méridien vertical et suivant le transversal dans les cas d'astigmatisme très-marqué. La présence de l'humeur aqueuse dans la chambre antérieure, jointe à la sphéricité de la cornée, donne lieu à certaines illusions d'optique importantes au point de vue clinique et opératoire. C'est elle qui donne à la face antérieure de l'iris une apparence convexe; c'est elle aussi qui nous fait juger le diaphragme irien plus rapproché de la cornée qu'il ne l'est en réalité, erreur à laquelle on n'échappe guère, quand on pratique pour la première fois l'opération de la cataracte. Pour se rendre un compte exact de l'état des choses, il faut recourir à l'éclairage oblique. Dans les recherches physiologiques, on a eu recours à un autre artifice, qui consiste à recouvrir d'eau la cornée, de manière à remplacer sa courbure normale par une surface plane. On a pu, grâce à ce moyen, s'assurer que la face antérieure de l'iris ne présente pas de convexité.

Entre l'iris et le cristallin, il n'y a pas d'espace méritant le nom de chambre postérieure. Sauf à la périphérie, où il existe un petit intervalle entre le cristallin, l'iris et les procès ciliaires, la membrane irienne est, dans toute son étendue, appliquée directement sur la face antérieure du cristallin. Cette disposition nous fait comprendre comment, dans l'abaissement de la cataracte, il n'est guère possible d'introduire l'aiguille entre la face postérieure de l'iris et le cristallin; dans ces cas, l'instrument pénètre toujours dans l'épaisseur des couches de la lentille cataractée. Ce rapport nous explique aussi pourquoi, dans l'iritis, il se forme rapidement des adhérences entre la face postérieure de l'iris et la cristalloïde antérieure; et ces adhérences, connues sous le nom de synéchies postérieures, constituent même un des principaux dangers de la maladie.

L'iris, libre dans toute son étendue, n'adhère aux autres membranes de l'œil que par sa périphérie. Ses moyens d'union sont le ligament pectiné, qui, de la membrane de Descemet, passe sur la face antérieure de l'iris, et les vaisseaux artériels et veineux, qui, du ligament ciliaire, passent dans l'iris, les uns venant de la choroïde, les autres de la sclérotique. Ce sont là des liens peu puissants; aussi suffit-il d'une traction un peu forte sur l'iris, d'un coup sur l'œil, pour produire un décollement de cette membrane. Et comme c'est vers la circonférence que se trouvent les gros vaisseaux, il en résulte immédiatement un épanchement de sang dans la chambre antérieure ou hypohéma.

La couleur de l'iris varie beaucoup suivant les sujets; généralement en rapport avec la couleur des cheveux, elle peut être noire ou d'un gris plus ou moins foncé chez les bruns, bleue ou verdâtre chez les blonds. Ces variations de couleur font qu'il n'y a pas de type auquel on puisse se rapporter pour juger de l'état normal ou pathologique de l'iris; de là la nécessité de comparer à ce point de vue les deux yeux chez le même sujet; encore, dans cet examen, faut-il être prévenu que, dans certaines variations physiologiques, la coloration de l'iris diffère d'un côté à l'autre. C'est ce qu'on peut observer sur un malade qui se trouve actuellement dans notre service, et qui présente un iris d'un bleu clair, tandis que l'autre est d'un brun foncé. La couleur de l'iris n'est pas partout uniforme; il existe sur sa face antérieure deux cercles diversement colorés, l'un à la périphérie, grand cercle de l'iris, l'autre autour de l'orifice pupillaire, petit cercle, et généralement le grand cercle est plus foncé que l'autre. Souvent, en outre, l'iris présente des taches tigrées, rappelant des taches de rouille; chez les oiseaux, la présence de ces mouchetures entraîne de grandes variations dans la coloration normale de cette membrane. Toutes ces différences de couleur tiennent au pigment qui, dans l'iris, existe non-seulement sur sa face profonde, mais encore dans son épaisseur; dans les iris bruns ou jaunâtres, il y a dans le stroma de cette membrane un pigment spécial; dans les yeux bleus, l'iris ne contient que peu de pigment dans son épaisseur; il doit sa coloration au pigment noir de la face postérieure vu par transparence.

Après les caractères extérieurs de l'iris, nous devons étudier la structure propre de ce diaphragme membraneux. Il comprend dans son épaisseur trois couches : 1° une couche antérieure ou superficielle; 2° une couche moyenne ou principale; 3° une couche postérieure ou uvéale.

La couche moyenne est la plus importante; c'est elle qui

forme le tissu propre ou stroma de l'iris. Elle est constituée essentiellement par deux éléments, l'un conjonctif, l'autre musculaire. La disposition réciproque de ces deux éléments est très-difficile à étudier; et aujourd'hui même il existe encore beaucoup de vague dans les descriptions qui en sont données. Il faut choisir pour cette étude des yeux peu pigmentés, et traiter la préparation par le carmin et l'acide acétique. On observe alors le tissu conjonctif sous forme de travées rayonnées qui, partant de tous les points du grand cercle, arrivent jusqu'au petit cercle, où ce tissu s'enchevêtre avec le tissu musculaire. Les fibres conjonctives sont disposées en traînées le long des vaisseaux; elles renferment dans leurs interstices des corpuscules bruns ou noirs, tout à fait semblables à ceux du tissu cellulaire général, mais remplis de pigment. Ces corpuscules sont munis d'expansions à l'aide desquelles ils s'anastomosent les uns avec les autres, et ces anastomoses les différencient des éléments musculaires qui ne présentent jamais une disposition semblable.

L'élément musculaire de l'iris est constitué par des fibres cellules très-pâles, contenant, d'après Kœlliker et Krause, du pigment dans leur intérieur. Elles forment des faisceaux radiés, interposés aux faisceaux de tissu conjonctif; puis, arrivées au pourtour de l'orifice pupillaire, elles revêtent une disposition circulaire et constituent le sphincter irien. Certains auteurs n'admettent que les fibres sphinctériennes, rejetant les fibres radiées ou dilatatrices. Pour eux, la dilatation de la pupille se ferait à l'aide d'un tissu élastique; aussi voit-on la pupille se dilater après la mort, quand le sphincter irien a perdu sa tonicité. C'est là l'opinion de

Rouget qu'adopte aussi Grunhägen (1) : pour ce dernier auteur, toutes les fibres de l'iris seraient circulaires, mais leurs extrémités s'entre-croiseraient en huit de chiffre et iraient s'insérer à la périphérie de cette membrane.

La couche antérieure de l'iris a été considérée à tort comme une membrane séreuse, sécrétant l'humeur aqueuse, et constituée par la continuation de la couche épithéliale qui tapisse la membrane de Descemet. On sait aujourd'hui que l'humeur aqueuse n'est pas sécrétée en ce point ; de plus, il n'existe une couche épithéliale complète à la face antérieure de l'iris que chez le nouveau-né. Chez l'adulte, elle est constituée uniquement par des traînées de cellules épithéliales, recouvrant les fibres élastiques qui, de la membrane de Descemet, passent dans l'iris, en formant le ligament pectiné. Ces cellules épithéliales renferment un pigment brun ou jaune d'or, admirable de couleur et de variété chez les oiseaux. C'est à lui qu'est dû l'aspect tigré de la face antérieure de l'iris.

La couche postérieure ou uvée est formée de cellules épithéliales arrondies, remplies de pigment et stratifiées sur deux ou trois rangées. Elle se continue avec la couche épithéliale qui tapisse les procès ciliaires. Sa surface libre, regardant le cristallin, n'est pas lisse, mais présente de petites excroissances rugueuses, comme papillaires. Arrivée au petit cercle, cette couche tapisse tout le bord pupillaire, et même, dépassant un peu ce bord, elle forme de petites franges ou petits polypes noirs qui flottent dans la chambre antérieure. Ces franges sont surtout visibles sur le fond blanc d'une cataracte, elles sont libres à leur extrémité ; et,

(1) Grunhägen, *Archiv für Mikros. Anat.*, B. IX, 1873.

par là, diffèrent des dépôts pigmentaires dus à l'iritis, qui
sont toujours adhérents. D'après Grunhägen et Merkel, il y
aurait entre l'uvée et la substance propre de l'iris une couche
élastique, anhiste, et sur cette couche, un réseau de cellules du tissu conjonctif, renfermant dans leur intérieur du
pigment, et s'anastomosant à l'aide de leurs prolongements.

Le tissu de l'iris renferme dans son épaisseur de nombreux vaisseaux qui relient la circulation de cette membrane
à celle de la cornée et des procès ciliaires. Aussi l'iritis
reste-t-il rarement isolé; le plus souvent, il s'accompagne
d'inflammation de la couche profonde de la cornée, ou bien
de la choroïde et des procès ciliaires, sous forme d'irido-
cyclite. Depuis Rüysch, de nombreux travaux ont été faits
sur la circulation de l'iris; et cependant, aujourd'hui même,
l'accord n'est pas fait sur ce point, l'iris étant une des membranes du corps les plus difficiles à injecter. Les travaux les
plus autorisés sont ceux de Sappey et de Leber (1); c'est
d'après eux que nous ferons cette description.

Les artères viennent de l'ophthalmique par deux branches
appelées ciliaires longues ou iriennes, et des ciliaires antérieures au nombre de six ou huit. Ces dernières s'anastomosent avec les ciliaires longues pour former le grand cercle
artériel de l'iris. De ce cercle partent des branches qui,
pénétrant dans l'iris, s'anastomosent en arcade à quelque
distance du bord pupillaire, pour constituer le petit cercle
artériel de l'iris, admis par Leber, Ruysch et Zinn. Sappey
pense qu'il n'y a pas là un véritable cercle artériel. Du grand
cercle artériel de l'iris naissent aussi les artères des procès

(1) Leber, *Archiv für Ophthalm.*, t. XI, 1865.

ciliaires. De là, la propagation facile des inflammations de l'iris aux procès ciliaires. Enfin, du même cercle se détachent des branches récurrentes qui vont s'anastomoser avec les ciliaires courtes postérieures ou artères propres de la choroïde, reliant la circulation de l'iris à celle de cette dernière membrane. Autrefois on admettait que des artères nombreuses pénétraient de la choroïde dans l'iris, de sorte que l'iris aurait été tributaire de la choroïde. Leber et Sappey ont démontré, contrairement à Arnold, que l'iris a une circulation propre, et que c'est lui qui envoie des artères dans la choroïde, au lieu d'en recevoir; de sorte que, comme le dit Leber, ce sont les parties postérieures du globe oculaire qui sont tributaires des antérieures. Ceci nous explique comment l'inflammation a plus de tendance à se propager de l'iris à la choroïde, et surtout aux procès ciliaires, qu'elle n'en a à gagner l'iris, après avoir atteint ces dernières parties.

L'étude des veines de l'iris est rendue plus difficile encore que celle des artères par la difficulté de leur injection. Zinn avait décrit autrefois pour les veines iriennes une triple origine; les unes venant des veines ciliaires antérieures, les autres des vasa-vorticosa ou vaisseaux veineux de la choroïde, les dernières enfin répondant sous le nom de veines ciliaires longues aux artères ciliaires longues ou iriennes. Leber et Sappey ont démontré que ce dernier ordre de veines n'existe pas; les deux premiers groupes doivent seuls être admis. — Les veines ciliaires antérieures répondent aux artères de même nom; elles renferment des valvules, au nombre de deux, trois ou quatre pour chaque veine. Elles passent à travers de véritables boutonnières qui leur sont formées

par les tendons des muscles droits. Ces diverses circonstances
expliquent la difficulté de les injecter du centre à la périphérie. Aussi est-ce surtout à l'aide d'injections pathologiques qu'on a pu les étudier. En effet, l'injection périkératique,
caractéristique de l'iritis, est, d'après Sappey, une hyperémie purement veineuse.

Les veines ciliaires antérieures reçoivent le sang des artères iriennes. Pour Sappey, c'est là l'unique voie par
laquelle sort le sang veineux de l'iris ; mais Leber, et avec
lui la plupart des anatomistes, admettent que le sang veineux de l'iris, prenant le chemin de la choroïde, se jette en
outre dans les vasa-vorticosa. Pour lui, les veines ciliaires
antérieures ne constituent qu'une voie supplémentaire
pour le retour du sang, se développant seulement quand, dans
les affections profondes de l'œil, la circulation est entravée
du côté de la choroïde.

Le canal de Schlemm est un espace libre qu'on rencontre
à peu près sur tous les yeux, à l'union des procès ciliaires,
de la cornée et de la sclérotique. Il a été découvert sur la
baleine par Ruysch qui le prit à tort pour un canal artériel.
Albinus le premier en a donné une bonne description qui a
été oubliée, puis reprise par Schlemm.

Pour Sappey, c'est ce canal qui reçoit tout le sang veineux de l'iris, et c'est lui qui est le point de départ des veines
ciliaires antérieures. Pour Leber, c'est un plexus qui reçoit
seulement des veines provenant de la partie antérieure du
muscle ciliaire et émet les radicules des veines ciliaires antérieures. Rouget et Lœwig y voient un plexus situé dans la sclérotique et n'ayant aucun rapport avec la choroïde et l'iris.
Thiersch le considère comme un produit artificiel de la pré-

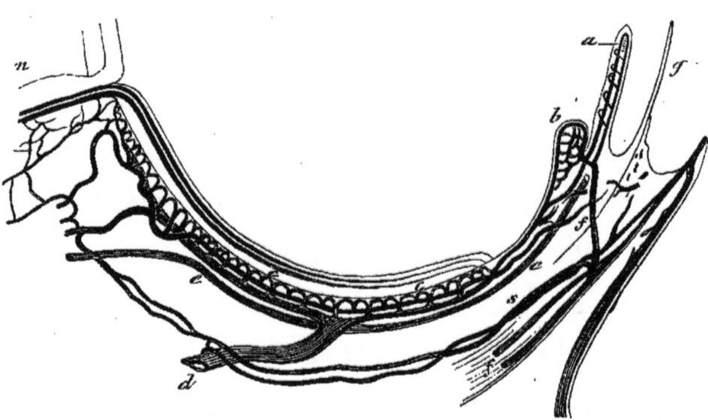

FIG. 1. — Schéma du système vasculaire de l'œil d'après Th. Leber. *Archiv für Ophthalmol.*, t. XI, I, p. 1 et suivantes.

a vaisseaux de l'iris et leur communication avec ceux du cercle ciliaire; *b*, vaisseaux du cercle ciliaire; *c*, couche chorio-capillaire; *d*, vasa vorticosa; *e*, artère ciliaire longue; *f*, veine ciliaire antérieure et sa communication avec le plexus ou cercle ciliaire; *n*, nerf optique avec quelques vaisseaux provenant de la choroïde; *s*, branches collatérales de l'artère ciliaire courte se rendant à la sclérotique.

paration; opinion inadmissible, car ce canal est constant et peut être injecté au mercure. On l'a appelé aussi canal de Fontana ou de Hovius; mais, d'après Iwanoff, le canal de Schlemm doit être distingué du canal de Fontana; ce dernier serait situé dans l'épaisseur même de la grande circonférence de l'iris, et constituerait, non pas un vrai canal, mais un espace annulaire réticulaire, contenant du liquide dans ses mailles. Il est situé superficiellement sous la couche antérieure de l'iris; sa paroi antérieure est formée par le ligament pectiné qui, chez le bœuf, constitue une couche non interrompue; tandis que chez l'homme, chez le chat et le chien, il est fenêtré, et, dans les intervalles de ce ligament, l'épithélium le sépare seul de l'humeur aqueuse. On l'a considéré comme un canal lymphatique, mais les injections ne montrent pas sa continuité avec les vaisseaux de la lymphe.

Quant au canal de Schlemm, d'après Iwanoff et Rollet (1), il est situé dans l'épaisseur même de la sclérotique, où il constitue une simple fente non tapissée d'épithélium; circonstance qui exclut l'idée d'un canal veineux chargé de recevoir le sang d'une membrane aussi vasculaire que l'iris.

Les nerfs de l'iris sont assez volumineux, anastomosés les uns avec les autres, et constituant un véritable plexus qu'il est facile de voir, quand on a rendu cette membrane transparente à l'aide des réactifs. Tous proviennent du plexus très-riche, situé dans l'épaisseur du muscle ciliaire, et renferment, comme l'ont démontré H. Müller et Kraüse, des cellules ganglionnaires. L'iris possède des nerfs moteurs,

(1) Iwanoff et Rollet, *Remarques sur l'anatomie des attaches de l'iris et de l'anneau ciliaire. (Archiv für Opthalm.*, 1869, B. XV, 17-74.)

des nerfs sensitifs et des filets vaso-moteurs dits trophiques. Les nerfs moteurs viennent les uns de l'encéphale par l'intermédiaire du moteur oculaire commun qui fournit la racine grosse et courte du ganglion ophthalmique; aussi l'un des symptômes de la paralysie du moteur oculaire commun est-il la dilatation de la pupille. Les autres nerfs moteurs viennent du grand sympathique; ils sont anatomiquement difficiles à démontrer, mais leur existence est bien prouvée au point de vue physiologique. Ce sont eux qui produisent la dilatation active de la pupille, tandis que le moteur oculaire commun préside à son resserrement.

L'iris possède une grande sensibilité, supérieure même à celle de la cornée. On s'en assure aisément dans l'iridectomie; c'est en effet au moment de la section de l'iris que le malade accuse la plus vive douleur. Sa sensibilité lui vient de la cinquième paire par le nerf nasal qui fournit la racine longue et grêle du ganglion ophthalmique.

D'autres filets sensitifs lui viennent directement du nasal, sans passer par le ganglion ophthalmique; et enfin du grand sympathique.

Des filets vaso-moteurs dits trophiques se rendent aussi à l'iris, les uns venant du nerf nasal, les autres du grand sympathique. Le mode de terminaison des nerfs dans cette membrane est encore inconnu.

Les mouvements de l'iris ne sont pas spontanés, volontaires, mais bien d'ordre réflexe; et ils ont leur point de départ tantôt dans l'œil, tantôt à distance. Les excitations partant de l'œil sont, par exemple, les impressions produites par un éclairage intense; comme excitations à distance, on peut citer celles qui partent du tube intestinal, telles que les

excitations vermineuses. Elles suivent, les unes les branches
de la cinquième paire, les autres le grand sympathique, et
se réfléchissent sur l'iris par les branches de la troisième
paire et par les filets moteurs du grand sympathique.

Un point intéressant dans l'étude de ces actions réflexes,
c'est de connaître le temps qui s'écoule depuis l'impression
qui en est le point de départ jusqu'au moment où l'iris se
contracte. Des recherches ont été faites, à cet égard, par
Donders en 1865. Il a vu qu'entre le moment où la lumière
agit sur l'œil et celui où se produit le resserrement de la
pupille, il s'écoule 0,49 de seconde; la durée de la contraction n'est que de 0,09 de seconde. Arlt (1) a étudié de nouveau cette question en 1869, et il a obtenu des résultats
analogues; pour lui, la contraction met à se produire 0,50
de seconde, et sa durée est de 0,088 de seconde.

La convergence des axes visuels pendant l'accommodation
amène le resserrement de la pupille; mais la contraction du
muscle ciliaire diffère par le moment de sa production et
par sa durée de celle de la membrane irienne. D'après
Donders, la contraction du muscle ciliaire met à se produire 0,382 de seconde, et sa durée est de 0,745 de seconde.
Si nous comparons ces chiffres à ceux qui représentent la
contraction de l'iris, nous voyons que la contraction du
muscle ciliaire est à la fois plus rapide à se produire et
beaucoup plus persistante que celle de cette dernière membrane.

(1) Arlt, *Archiv für Ophthalm.*, 1869, B. XV, s. 294-317.

DEUXIÈME LEÇON

Sommaire. — *Hypérémie de l'iris.* — *Iritis.* — Anatomie pathologique ; symptômes ; diagnostic.

Il n'y a pas très-longtemps que l'iritis est connue comme affection distincte. Ce fut Schmidt (1) qui le premier, en 1801, en fit une description spéciale. Aujourd'hui, grâce aux travaux des ophthalmologistes de notre siècle, l'iritis constitue une des variétés les mieux connues parmi les phlegmasies oculaires.

L'anatomie pathologique de cette phlegmasie peut y faire admettre à la rigueur deux degrés. Le premier, qui correspond à la congestion simple ou *hypérémie de l'iris,* se trouve décrit dans quelques livres comme une entité morbide spéciale. Mais si cet état hyperémique de l'iris se prolonge, on ne tarde pas à voir survenir un changement de coloration de l'iris, indice certain de troubles nutritifs profonds. L'altération de l'iris est alors comparable à certaines choroïdites qui, malgré leur développement sourd et lent, ne rentrent pas moins dans l'inflammation de cette membrane.

Outre la congestion, l'iritis est encore caractérisée anatomiquement par la production d'un *épanchement plastique* séro-fibrineux dans la chambre antérieure, et cela sous la forme d'un nuage, qui altère l'aspect brillant de la cornée et voile plus ou moins la couleur de l'iris.

(1) Schmidt, *Ueber nach-starr und Iritis nach-staar Operationen.* Wien, 1801.

A l'examen par l'éclairage oblique, on observe dans l'intérieur de l'humeur aqueuse une partie plus louche occupant le point le plus déclive de la chambre antérieure, limitée supérieurement par une courbe à concavité inférieure, et répondant aux limites de l'épanchement fibrineux. En raison de sa plasticité, ce dernier détermine bientôt des adhérences ou synéchies entre l'iris et la capsule du cristallin. Ces *synéchies*, d'abord molles et faciles à déchirer, finissent tôt ou tard par s'organiser, par se vasculariser même; et il arrive un moment où il devient impossible de les détacher de la capsule cristalline, dont elles altèrent plus ou moins la transparence.

Les synéchies irido-capsulaires peuvent occuper le bord pupillaire seul, en partie ou en totalité (synéchies capsulo-pupillaires), ou bien s'étendre entre la face postérieure de l'iris et la lentille (synéchies capsulo-uvéennes). Dans ce dernier cas, il se produit quelquefois une hypergenèse du pigment uvéal qui reste adhérent à la capsule, alors même qu'on saisit à l'aide d'une pince à iridectomie l'iris pour en exciser un lambeau. Ces faits ont attiré l'attention de von Græfe (1) qui a proposé, comme nous le verrons, un procédé opératoire particulier en pareil cas. En règle générale, lorsque les adhérences sont partielles, elles occupent de préférence la moitié inférieure de la pupille, et lorsqu'elles sont totales, c'est encore en bas qu'elles sont le plus fortes et le plus étendues. On conçoit combien cette particularité peut avoir d'importance au point de vue opératoire. Quant à la raison de ce fait, elle se trouve manifestement dans l'influence de la pesanteur et de la densité des exsudats qui,

____

(1) Von Græfe, *Archiv für Ophthalmologie*, 1860, B. VI, p. 97-121.

plus lourds que l'humeur aqueuse, s'accumulent à la partie inférieure de ce liquide.

Lorsque les adhérences occupent toute la petite circonférence de l'iris, le cristallin conservant sa transparence au niveau de l'orifice pupillaire, on dit qu'il y a *exclusion* de la pupille. Si la fausse membrane oblitère complétement le champ pupillaire, on a alors une *occlusion*.

Presque toujours la couche uvéale participe à l'inflammation; aussi rien n'est plus commun que de voir des éléments pigmentaires détachés de l'iris se fixer sous forme de grains ou de stries, non-seulement sur la capsule antérieure du cristallin, mais parfois aussi sur la face postérieure de la membrane de Descemet. Ces grains pigmentaires forment généralement sur la capsule cristalline une sorte de couronne ou de collerette noirâtre, visible quand les adhérences ont cédé à leur niveau, et importante à constater, parce qu'elle permet de diagnostiquer une iritis antérieure. Ce diagnostic a de l'importance dans certains cas de choroïdite ou de rétinite; car la circonstance d'une iritis antécédente permet souvent de rapporter à sa véritable cause (la syphilis) la maladie actuelle.

Sous le nom d'iritis pigmentaire, C. Ritter (1), décrit une variété de phlegmasie séreuse de l'iris accompagnée d'opacité diffuse peu prononcée de la cornée et de dépôts pigmentaires pointillés sur la membrane de Descemet; l'humeur aqueuse conserve sa transparence parfaite, l'iris sa *coloration* normale; le bord pupillaire adhère au cristallin par des synéchies pigmentaires. L'auteur attribue ces symptômes à une iritis intéressant seulement la couche

_____

(1) C. Ritter, *Klinische Monatsblätter für Augenheilkunde*, 1872, p. 303-307

uvéale. Contrairement à Hirschler (1), il assigne à cette iritis une place à part et la distingue absolument de la kératite diffuse parenchymateuse. Pour Hirschler, il ne s'agit là que d'une aquo-capsulite avec iritis, et le pointillé de la cornée serait dû à un dépôt de pigment de nouvelle formation. Ritter, au contraire, considère l'affection de la cornée comme secondaire, et l'iritis comme primitive ; pour lui, le pigment déposé sur la membrane de Descemet provient d'une migration des cellules noires de l'iris, et non d'une métamorphose d'extravasats sanguins.

Schirmer (2) admet que, dès le début de l'iritis, il se produit une exfoliation épithéliale de la face antérieure de l'iris, caractérisée sur le vivant par la perte du brillant de cette membrane. Mais l'exsudat fibrineux qui se dépose dès le début de l'affection dans l'humeur aqueuse, suffit, selon nous, pour expliquer l'aspect terne de la face antérieure de l'iris. Quant à l'exfoliation de la couche épithéliale, nous savons que cette couche n'est pas uniforme, qu'elle n'existe pour ainsi dire qu'à l'état rudimentaire, et jusqu'à ce qu'on démontre anatomiquement la chute ou la destruction des cellules qui la composent, on est en droit de la mettre en doute.

Dans l'*iritis séreuse* ou aquo-capsulite, aux lésions de l'iris s'ajoutent des altérations de la membrane de Descemet, sous forme d'un pointillé, facilement visible à l'éclairage oblique. Dans cette forme, il se produit un épanchement abondant de sérosité, et par suite, une augmentation de

---

(1) Hirschler, *Archiv für Ophthalmologie*. B. XVIII, p. 186.
(2) Schirmer, *Klinische Monatsblätter für Augenheilkunde*, 1867.

profondeur de la chambre antérieure. Si, comme nous le pensons, les procès ciliaires sont la principale source de la sécrétion de l'humeur aqueuse, il y a donc ici irritation de la région ciliaire. Ce qui tend à le prouver encore, c'est que nulle part les douleurs ciliaires ne sont plus marquées que dans cette variété d'iritis.

Dans l'*iritis parenchymateuse*, il faut distinguer la forme *plastique* de la forme *suppurative*. La première donne lieu à l'hyperplasie du tissu lamineux de l'iris et à la production de nouveaux vaisseaux. Il s'y ajoute bientôt une formation de leucocytes qui se déposent probablement par diapédèse le long des parois des vaisseaux. Parfois le pus se réunit sous forme de petits abcès; enfin lorsqu'il gagne la face antérieure de l'iris, il s'épanche dans la chambre antérieure, et donne lieu à un hypopyon.

Généralement alors la couche profonde de la cornée et les procès ciliaires participent à l'inflammation. On observe des douleurs ciliaires vives, une injection épisclérale intense, et du chémosis.

Dans cette forme grave d'iritis parenchymateuse, on voit survenir de bonne heure l'atrésie complète avec occlusion de la pupille souvent obstruée par une pseudo-membrane blanchâtre (fausse cataracte inflammatoire). Dans un cas de ce genre, d'origine traumatique (blessure par un fragment de verre de la moitié de la cornée et de la partie attenante de la sclérotique), nous avons trouvé en outre la majeure partie de la chambre antérieure et toute la loge cristallinienne remplies par des cellules lymphoïdes. La figure ci-contre (fig. 2) donne une idée très-exacte de ces altérations.

C'est à la forme parenchymateuse de l'iritis qu'appartiennent

les productions morbides appelées *granulomes*. On les a
désignées aussi sous les noms de végétations, condylomes,
abcès, pustules, kystes de l'iris, sans que l'anatomie pathologique soit toujours venue confirmer l'idée qu'on s'en était
faite d'après l'examen clinique. Leur volume est très-

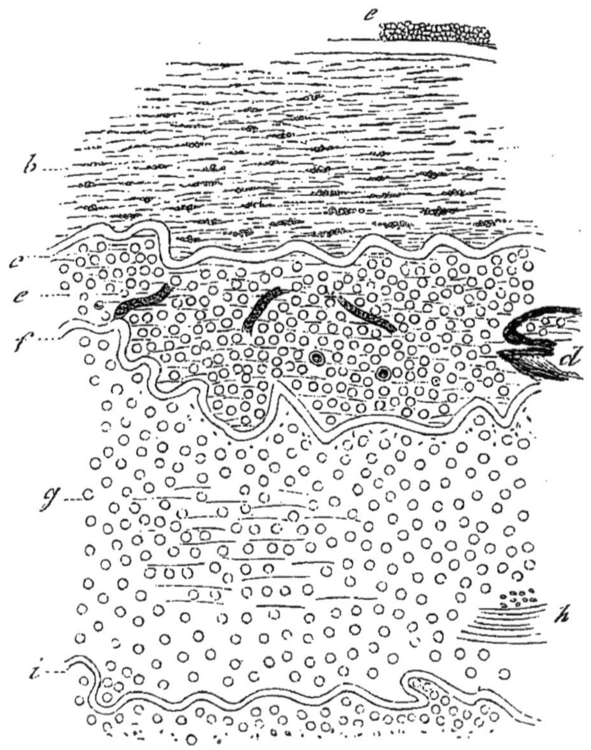

Fig. 2. — Iritis traumatique. — *a*, épithélium cornéen ; — *b*, cornée ; — *c*, membrane
de Descemet ; — *d*, iris ; — *e*, chambre antérieure et champ pupillaire remplis de cellules lymphoïdes ; — *f*, cristalloïde antérieure ; — *g*, loge cristallinienne également remplie de cellules lymphoïdes ; — *h*, débris du cristallin ; — *i*, cristalloïde postérieure.

variable, les unes ont la grosseur d'un grain de millet, les
autres occupent le quart, ou même la moitié de l'iris. C'est
principalement dans les iritis syphilitiques ou traumatiques
qu'on les observe. Comme leur étude est encore peu connue,

nous allons rapporter ici les principaux exemples qui en ont été publiés jusqu'à ce jour.

Sous le nom d'iritis gommeuse, Alf. Græfe (1) décrit une tumeur de l'iris qui fut extirpée par l'iridectomie chez un jeune homme de vingt-quatre ans. Cette production avait résisté à un traitement spécifique très-énergique. La tumeur, examinée au microscope par Colberg, présentait les caractères histologiques assignés par Virchow aux tumeurs gommeuses de formation récente. Elle était principalement constituée par des éléments sarcomateux, englobés dans une masse blastématique.

Hirschberg et Steinheim ont rassemblé dans leur travail (2) treize faits de tumeurs granulaires de l'iris, dont une observation personnelle. Il s'agissait, dans leur cas, d'un paysan de vingt et un ans qui, neuf mois auparavant, avait eu la partie inférieure de l'œil droit frappée par un éclat de bois. L'iris, dans sa moitié inférieure, était couvert d'une masse d'un rouge jaune clair, assez vasculaire et légèrement bosselée à sa partie antérieure. Elle commençait à l'insertion ciliaire et s'étendait jusqu'au bord inférieur de la pupille. Tout le reste du bord pupillaire était occupé par des synéchies. Deux ans environ après l'accident, la tumeur bilobée fit irruption au dehors à travers la cornée. L'œil fut énucléé, et l'on en pratiqua l'examen histologique. La tumeur consistait en un tissu vasculaire composé de fibrilles et de petites cellules, les unes arrondies, les autres fusiformes. Les auteurs donnent à cette production le nom de *tissu granulaire* (*granulatiōns gewebe*).

(1) Alf. Græfe et Colberg, *Arch. für Ophthalmologie*, t. VIII, p. 288-296.

(2) Hirschberg et Steinheim, *Arch. für Augen und Ohrenheilkunde von Knapp und Moos*, 1870

Berthold (1) cite un cas de *granulome de l'iris*, observé chez un enfant de vingt-sept mois, qui, six semaines auparavant, avait été atteint d'iritis. L'iris, d'un vert jaune, présentait à sa face antérieure des espèces de grains. La pupille était remplie d'un exsudat grisâtre. L'enfant étant atteint de psoriasis, fut supposé syphilitique; mais ni le traitement spécifique, ni une iridectomie pratiquée ultérieurement n'exercèrent d'influence heureuse sur l'état de l'œil, et l'on en vint à l'énucléation. A la dissection, on trouva l'iris entièrement soudé à la capsule du cristallin. La tumeur, d'un gris rouge, faisait saillie à travers l'incision de l'iridectomie pratiquée dix-neuf jours auparavant. L'examen microscopique montra le néoplasme essentiellement composé de petites cellules rondes à noyau et d'une rare substance intermédiaire fibrillaire. Le tissu de l'iris, le corps ciliaire et le champ pupillaire étaient remplis des mêmes éléments. Il n'y avait que de rares vaisseaux; le pigment iridien avait disparu presque en totalité.

Dans deux cas d'inflammation syphilitique généralisée, l'œil fut énucléé par Noyes de New-York, et Delafield (2), qui en fit l'examen, donne sur les masses proliférantes de l'intérieur de l'organe les détails suivants : Dans le premier cas, la masse de nouvelle formation était entièrement composée de cellules et d'un stroma fibreux. Son point de départ était l'iris et le corps ciliaire, et elle remplissait l'espace laissé libre par la cornée staphylomateuse. La sclérotique, infiltrée de cellules et ramollie, formait autour de la cornée un staphylome annulaire. — Dans le second cas, le néo-

(1) Berthold, *Archiv für Ophthalm.*, 1870, p. 169-202.
(2) *Comptes rendus de la Société ophthalmologique américaine*, session de 1871.

plasme, plus franchement inflammatoire, était composé de jeunes cellules entremêlées d'une exsudation abondante de fibrine. Ici, c'était dans la choroïde que se trouvait le point de départ de la lésion.

H. Schmidt (1), sous la dénomination de « formes rares d'exsudation dans les inflammations de l'iris », cite deux cas observés par lui. Dans l'un, l'iris enflammé présentait une vésicule bleuâtre, transparente, qui recouvrait son quart interne, et était en contact avec la face profonde de la cornée. Sous l'influence d'un traitement antiphlogistique, cette vésicule disparut, laissant à peine quelques traces de synéchies filamenteuses dans le champ pupillaire. Dans l'autre cas, l'exsudat qui cachait la majeure partie de l'iris et de la pupille, ressemblait à s'y méprendre au cristallin luxé dans la chambre antérieure.

Gunning (2) décrit des *exsudations condylomateuses dans la chambre antérieure* qu'il considère comme l'analogue de ce qu'a rencontré Schmidt dans un cas d'iritis syphilitique. Dans les trois observations qui lui sont personnelles, Gunning insiste sur l'existence dans la chambre antérieure d'une masse exsudative, opaque, grisâtre, d'apparence gélatineuse, du volume d'un pois, présentant tout à fait l'aspect d'un cristallin luxé. La cornée restait transparente, à part une légère opacité de sa couche profonde. L'auteur attribue les deux premiers cas à la syphilis et le troisième au rhumatisme. Les mercuriaux dans les uns, et les émissions sanguines combinées aux injections hypodermiques dans le dernier, firent promptement disparaître l'exsudation.

(1) H. Schmidt, *Klinische Monatsblätter für Augenheilkunde*, 1871, p. 94-98, et dans le *Berliner Klinische Wochenschrift*, même année.
(2) Gunning, *Klinische Monatsblätter für Augenheilkunde*, 1871, p. 7.

En résumé, les productions dites granulomes de l'iris ne sont point constituées par des éléments spéciaux, mais bien par des néoplasmes inflammatoires groupés suivant un mode particulier. On ne peut donc pas se fonder uniquement sur la présence de ces granulomes pour dire que l'iritis est de nature syphilitique.

Une dernière lésion de l'iritis consiste dans le développement de *kystes* qui s'observent surtout dans les cas d'iritis chronique. L'iris atrophié, aminci, se laisse refouler en avant par l'humeur aqueuse accumulée dans la chambre postérieure sous l'influence de synéchies irido-capsulaires totales. Mais cette distension de l'iris ne se fait pas d'une manière uniforme; elle est plus prononcée en certains points, et de là résulte une apparence bosselée ou sacciforme qui peut occuper une portion limitée de l'iris ou la totalité de cette membrane. Lorsqu'il n'existe qu'une ou deux de ces bosselures, elles peuvent s'amincir au point de devenir transparentes, en même temps qu'elles tendent à se pédiculiser. On a alors sous les yeux un véritable *kyste iridien,* espèce de poche anévrysmatique, remplie d'humeur aqueuse ou même d'humeur hyaloïdienne ramollie. Les parois de ces kystes sont constituées, soit par les divers éléments de l'iris, soit par la simple lame sous-uvéale, tapissée elle-même à sa face interne par des cellules épithéliales du stratum uvéal, privées pour la plupart de leurs granulations pigmentaires. Une condition importante de la formation de ces kystes, c'est l'existence d'adhérences de l'iris à la cornée. C'est là sans doute ce qui explique pourquoi la majorité de ces kystes iridiens connus jusqu'à ce jour, appartient à des traumatismes de l'œil.

Le plus souvent, dans l'iritis spontanée, le soulèvement de

l'iris se fait en masse, et sa face antérieure présente des saillies rayonnant du centre à la périphérie et séparées par des sillons déprimés. L'aspect de cette membrane ne saurait alors être mieux comparé qu'à celui d'une tomate vue du côté du hile. Les saillies radiées en question convergent toutes vers la pupille, qui est rétrécie, enfoncée et plus ou moins recouverte d'une fausse membrane, tantôt grisâtre et d'autres fois brunâtre, suivant le plus ou moins de pigment dont elle est saturée.

La dénomination de *dégénérescence cystoïde* proposée par de Wecker nous semble parfaitement convenir à cet état, dont l'auteur a donné une excellente description (1). Ajoutons que le plus souvent il existe en même temps des complications du côté de la choroïde et de la rétine; aussi l'œil devenu mou, est complétement perdu pour la vision, ou à peu près.

(1) De Wecker, *Archives de Knapp et Moos*, t. I, p. 125, et *Annales d'oculistique*, 1873, t. LXX, p. 34-41.

TROISIÈME LEÇON

SOMMAIRE. — Symptômes, durée, marche et pronostic de l'iritis; étiologie, complications.

Les symptômes de l'iritis peuvent être divisés en objectifs et subjectifs.

Parmi les symptômes objectifs, un des premiers qui apparaissent est l'injection périkératique du globe oculaire. Causée par un afflux sanguin exagéré dans les radicules des veines ciliaires antérieures et dans les artères du même nom, cette injection se présente sous la forme d'un anneau dont la couleur varie du rose au rouge vif. Examiné à la loupe, il apparaît constitué par des vaisseaux fins, radiés, profondément situés sous la conjonctive dans le tissu cellulaire épiscléral. Leur situation explique comment ils ne suivent pas la conjonctive dans ses déplacements, à la différence des vaisseaux appartenant en propre à cette muqueuse. Lorsque l'inflammation est très-vive, le tissu cellulaire sous-conjonctival y participe, et l'on peut voir se développer un chémosis séreux partiel ou total, le plus souvent limité à la demi-circonférence inférieure de l'œil. Rarement la conjonctive sécrète du muco-pus, et les paupières conservent habituellement leur apparence normale. Dans les cas d'iritis subaiguë, l'injection périkératique peut être réduite à son minimum, et c'est à peine alors si l'œil paraît injecté. Il faut retenir ce détail pour ne pas s'exposer à méconnaître l'existence d'une iritis que les autres symptômes devront d'ailleurs faire sûrement diagnostiquer.

Deux signes importants de la maladie sont le changement de couleur de l'iris et l'aspect louche de l'humeur aqueuse. Les iris bleus deviennent verdâtres; ceux qui sont bruns ou noirs prennent une coloration jaune de rouille ou cuivrée qu'on a considérée, bien à tort, comme étant propre à l'iritis syphilitique. Deux causes anatomiques impriment à l'iris enflammé ce changement de couleur : l'injection sanguine, puis l'exsudation fibrineuse du tissu propre de l'iris. Pour bien apprécier ces changements de coloration du diaphragme irien, il faut comparer celui du côté malade et celui du côté sain, en ayant soin de s'enquérir auprès du malade ou de ses parents si, antérieurement à l'iritis, les deux iris étaient de la même couleur.

Le trouble de l'humeur aqueuse se caractérise par la perte du brillant de l'iris, signe dont l'importance a été certainement exagérée par Schirmer (1). Cet auteur l'attribue sans trop de preuves à l'exfoliation de la couche épithéliale de la face antérieure de l'iris. — Nous avons vu que cette couche n'existe qu'à l'état rudimentaire, et qu'elle appartient bien plus au ligament pectiné qu'à l'iris même. — Nous pensons dès lors que l'idée de Schirmer est difficilement soutenable.

Grâce à l'éclairage oblique et à l'emploi simultané de la loupe de Brucke, ou de la petite loupe dite de l'oculiste, il devient aisé d'apercevoir le nuage fibrineux qui occupe généralement la partie déclive de la chambre antérieure.

Bien des fois nous avons pu distinguer ainsi la limite supé-

____

(1) Schirmer, *Klinische Monatsblätter*, 1867.

rieure du dépôt fibrineux, sous forme d'une ligne courbe à convexité supérieure, rappelant tout à fait la ligne de séparation qui s'observe entre deux couches liquides de densité différente et non miscibles entre elles, telles que de l'eau et de l'éther ou du chloroforme.

L'épanchement dans la chambre antérieure peut manquer, mais le caractère pathognomonique de l'iritis, c'est la formation de synéchies postérieures. Pour bien juger de leur existence, il est utile d'instiller dans l'œil quelques gouttes d'un collyre à l'atropine. Les portions enflammées et adhérentes de l'iris ne cèdent pas ou ne cèdent que difficilement à l'atropine, et la pupille qui jusque-là pouvait paraître ronde et régulière, se montre plus ou moins déformée. Le nombre, l'étendue, le siége et la consistance des adhérences iridocapsulaires contribuent à imprimer à l'orifice pupillaire les formes les plus diverses et parfois les plus bizarres. La seule disposition à peu près constante, c'est que, lorsque les synéchies sont partielles, elles occupent de préférence la partie inférieure de la pupille. Dans les cas de synéchies totales et déjà anciennes, l'atropine ne réussit à produire aucune dilatation pupillaire, et c'est là un signe d'une grande valeur pour le diagnostic.

Alors même qu'il n'y a pas d'adhérences, l'iris enflammé ne cède que difficilement à l'action de la lumière et des mydriatiques; et cette *paresse* de la pupille est un autre signe qui se montre dès le début de la maladie et qui persiste jusqu'à son déclin.

Dans l'iritis parenchymateuse, il n'est pas rare d'observer, à l'aide de l'éclairage oblique et d'un faible grossissement, la présence de bosselures sur la face antérieure de l'iris.

C'est surtout dans la variété syphilitique que se produisent ces saillies que nous avons déjà étudiées sous les noms de végétations, de granulomes, de condylomes ou de pustules.

Quant à l'occlusion de la pupille, l'éclairage oblique et l'ophthalmoscope permettent de se rendre compte de la disposition, de la couleur et, jusqu'à un certain point, de l'épaisseur de la fausse membrane qui obstrue le champ pupillaire. Ces divers renseignements sont importants à connaître au point de vue du traitement. Si la fausse membrane est mince, elle se laisse traverser par la lumière et permet de voir le fond de l'œil; si, au contraire, elle est épaisse, elle est tout à fait opaque.

La couche profonde de la cornée ne participe à la phlegmasie que dans la variété séreuse de l'iritis ou aquo-capsulite. Nous renvoyons pour la description de cette affection à nos leçons sur les kératites. Nous signalerons seulement ici le danger de confondre l'aspect nuageux de la couche profonde de la cornée avec le trouble de l'humeur aqueuse propre à l'iritis. Il suffit d'être prévenu de la possibilité de cette erreur, pour qu'à l'aide de l'éclairage oblique on parvienne à l'éviter.

Lorsque les procès ciliaires, la choroïde et la rétine prennent part au processus phlegmasique, on voit s'ajouter aux signes précédents de nouveaux symptômes sur lesquels nous insisterons en parlant des complications.

Ici se termine l'exposé des symptômes objectifs de l'iritis; voyons maintenant quels sont les signes subjectifs de la maladie. Le premier d'entre eux est la douleur, qui, très-variable dans son intensité, ne fait défaut d'une manière absolue que dans un petit nombre de cas. Elle occupe d'abord le globe oculaire lui-même; puis elle s'irradie suivant les diverses branches du trijumeau, et, en particulier, le long des nerfs sus et sous-orbitaires. La pression exercée sur le globe à l'aide du doigt, et l'action d'une lumière vive l'exaspèrent. Bien que continues, les douleurs augmentent souvent vers le soir et dans la nuit, sans doute par suite de la fatigue de l'œil et de la position déclive de la tête dans le décubitus horizontal. Dans les formes légères, la douleur est presque nulle; c'est à peine si le malade accuse une sensation de pesanteur dans l'œil avec une certaine gêne dans les mouvements. Et ce peut être pour lui un véritable danger, car souvent alors il n'accordera aucune attention à une maladie qui deviendra grave par ses conséquences. Lorsque au contraire la phlegmasie est intense, et surtout lorsqu'elle envahit le corps ciliaire, les douleurs peuvent devenir intolérables. C'est alors qu'il s'y ajoute du blépharospasme et de l'épiphora, résultant de l'excitation des nerfs qui se distribuent à la glande lacrymale.

De même que la douleur, la photophobie constitue un symptôme d'intensité très-variable. Généralement modérée et toujours beaucoup moindre que dans les kératites, elle peut exceptionnellement acquérir une grande acuïté. Cela se voit lorsque les tissus voisins, tels que la choroïde, les procès ciliaires et surtout la cornée prennent part à l'inflammation.

Il existe presque toujours un certain trouble de la vue dû à l'exsudat plastique épanché dans la chambre antérieure. Lorsque l'amblyopie devient très-prononcée, il est à craindre que d'autres membranes de l'œil ne soient enflammées. L'éclairage oblique et l'examen ophthalmoscopique permettent alors de reconnaître qu'à l'iritis s'est surajouté de la kératite pointillée, une choroïdite séreuse avec synchisis et flocons dans le corps vitré, ou une rétinite. Cette dernière complication, généralement fréquente, s'observe surtout dans l'iritis syphilitique, tandis que le trouble cornéal et la cyclite se développent surtout dans l'iritis blennorrhagique, rhumatismale ou arthritique, et chez les individus à tempérament lymphatique.

En même temps que l'amblyopie, on peut constater l'existence de scotomes, ou le rétrécissement du champ visuel, dû aux lésions rétiniennes ou bien au trouble des milieux transparents de l'œil.

La cécité absolue ne s'observe qu'à la période ultime de l'iritis parenchymateuse grave, ou à la suite de plusieurs attaques répétées d'iritis. La pupille est alors entièrement obstruée par des fausses membranes épaisses, et l'œil, généralement plus mou, tend à s'atrophier.

Dans les cas de synéchies postérieures totales ou du moins très-étendues, on peut voir survenir des accidents glaucomateux caractérisés par des accès de douleurs ciliaires intenses, la diminution rapide de la vue et la dureté caractéristique du globe de l'œil. Alors même qu'elles ne déterminent pas de glaucome, ces adhérences étendues offrent un grave inconvénient; c'est d'exposer l'œil à des attaques répétées d'iritis qu'on n'a plus l'espoir de voir cesser que si l'on intervient chirurgicalement par une iridectomie. Souvent, dans ces cas, l'iris fortement poussé en avant, représente un infundibulum dont le sommet correspond à la pupille et dont la base s'applique contre la face póstérieure de la cornée. La chambre antérieure est considérablement rétrécie; de plus, l'iris est devenu friable; et ce sont là autant de difficultés que l'opérateur rencontre dans la pratique de l'iridectomie.

Diagnostic. — Les signes que nous venons d'énumérer nous permettront de reconnaître aisément l'iritis. Il faut seulement ne pas laisser passer inaperçues ces formes qui sont presque latentes, à cause du défaut de rougeur et de douleurs. Quant à diagnostiquer la variété d'iritis à laquelle on a affaire, c'est là un point sur lequel nous reviendrons en étudiant les diverses formes admises par les auteurs.

La persistance de synéchies anciennes permettra de faire le diagnostic rétrospectif de la maladie. La seule cause d'erreur dans ces cas serait la persistance de quelques débris de la membrane pupillaire. Ce point semble avoir attiré l'attention de quelques auteurs, parmi lesquels nous citerons H. Cohn (1) et O. Becker (2). La distinction, généralement facile, sera fondée sur la connaissance exacte des antécédents, et sur la présence de dépôts pigmentaires qu'on voit souvent disséminés sur la cristalloïde antérieure après l'iritis.

Marche. — L'iritis peut affecter dès le début la marche subaiguë ou chronique. D'autres fois, la maladie éclate avec une grande violence pour aboutir à la résolution ou pour passer à l'état chronique.

Durée. — La durée de l'attaque dans les cas aigus varie de deux à quatre semaines. D'une durée plus longue, lorsque la maladie revêt le caractère subaigu, elle peut en quelque sorte se perpétuer par suite des récidives fréquentes qui s'observent, surtout lorsque des adhérences se sont pro-

----

(1) H. Cohn, *Klinische Monatsblätter fur Augenheilkunde*, 1867, p. 119.
(2) O. Becker, *Bericht über die Augen Klinik des Wiener Universitats*, etc. Wien, 1867, p. 101.

duites de bonne heure entre l'iris et la capsule du cristallin.

Pronostic. — L'iritis simple et l'iritis séreuse sont celles qui laissent après elles le moins d'adhérences, et dont le pronostic est le moins grave. Dans les cas favorables, on voit, au bout de dix à quinze jours, l'afflux sanguin diminuer et les exsudats plastiques se résorber, en même temps que les douleurs cessent et que la pupille se laisse progressivement dilater par l'atropine. Plus tard, les produits d'exsudation déposés sur la capsule cristalline et sur la face profonde de la cornée se résorbent. Seuls les résidus pigmentaires peuvent résister indéfiniment à la résorption. Il n'est pas rare de voir, grâce à l'éclairage latéral, plusieurs années même après la disparition d'une iritis, de tout petits dépôts pigmentaires disposés circulairement ou en arc de cercle sur la cristalloïde antérieure.

Le pronostic devient beaucoup plus grave lorsque la maladie revêt la forme parenchymateuse aiguë, entraînant après elle la formation d'un hypopyon; ou lorsqu'il s'y joint une complication de kératite interstitielle profonde, de cyclite, de choroïdite ou de rétinite. C'est alors qu'on peut observer la perte totale et irrémédiable de la vue, soit par phthisie de l'œil, soit par glaucome.

Toutes choses égales d'ailleurs, plus les synéchies sont étendues et résistantes, plus on est exposé aux attaques répétées d'iritis; et plus le pronostic devient fâcheux.

Tels sont les symptômes, la marche et le pronostic de l'iritis, étudions maintenant les causes de la maladie.

Étiologie. — Les causes de l'iritis sont, les unes prédisposantes, les autres occasionnelles. Parmi les premières se présente tout d'abord l'âge des malades. Sans doute l'iritis secondaire, qui succède à l'inflammation d'autres parties de l'œil, et l'iritis traumatique peuvent s'observer à tout âge. Mais c'est surtout dans la période moyenne de la vie, de vingt à quarante ans, que se montre l'iritis primitive. Le sexe paraît exercer également son influence; c'est ainsi que d'après les statistiques de von Ammon, d'Arlt, de Ruete et de Horner, les hommes semblent plus exposés que les femmes à cette affection.

Est-il vrai que l'œil gauche soit plus souvent atteint que le droit? Nous n'osons rien affirmer à cet égard, d'autant moins qu'il est très-fréquent de voir la maladie gagner les deux yeux l'un après l'autre.

De tout temps on a reconnu l'influence de certaines diathèses sur la production de l'iritis primitive. Des causes banales, telles que les refroidissements, un choc même léger sur l'œil, la présence d'un corps étranger dans le cul-de-sac conjonctival ou sur la cornée interviennent souvent, il est vrai; mais en examinant soigneusement les malades, on arrive à découvrir, dans presque tous les cas, une cause supérieure constitutionnelle ou diathésique, sans laquelle l'iritis ne se serait pas développée.

Parmi ces causes générales, celle qui tient sans contredit la première place, c'est la syphilis. Sur 100 cas d'iritis, 60, sinon plus, peuvent être rattachés à cette cause. Viennent ensuite, par ordre de fréquence, le rhumatisme et la goutte, autrement dit cet état de l'organisme désigné sous le nom générique d'arthritis. D'une façon générale, ce sont les formes chroniques, subaiguës, et à répétition, avec ou sans épanchements dans les articulations, qui exposent le plus à l'iritis. Par contre, cette affection se montre rarement comme complication du rhumatisme polyarticulaire aigu. Une cause assez fréquente d'iritis est la blennorrhagie. L'inflammation de l'iris revêt habituellement alors la forme séreuse, et envahit en même temps la face profonde de la cornée.

Chose digne de remarque, l'iritis rhumatismale ou arthritique se montre de préférence chez des individus faibles, maladifs, épuisés par les veilles, par la fatigue ou par une nourriture insuffisante. Mackenzie, en parlant de l'iritis goutteuse, insiste sur ce fait, qu'elle se montre rarement dans la période pléthorique de la maladie. Le plus souvent elle apparaît, dit-il, dans la période asthénique. Les sujets observés par lui avaient le teint maladif, étaient pour la plupart de grands fumeurs et de grands buveurs. Ils avaient fréquemment souffert d'affections rhumatismales, de céphalalgie, avaient les gencives et les dents en mauvais état, des aigreurs, des flatulences et de l'abattement.

Gossetti (1) parle d'un cas d'iritis séreuse survenue chez un malade atteint d'insuffisance aortique. Ce qu'il y avait ici de particulier, c'était une amblyopie intermittente, survenant chaque matin au réveil et disparaissant dans la journée. L'ophthalmoscope n'avait pas permis à l'auteur de découvrir la cause de cette amblyopie passagère. Nous ferons observer que ce genre d'obscurcissement de la vue a été fréquemment noté dans le glaucome; dès lors, on est autorisé à penser que, chez le malade de Gossetti, un certain degré de glaucome s'était ajouté à l'iritis. A cet égard, il est fâcheux que l'auteur ne dise rien sur l'état de tension de l'œil affecté.

Hutchinson (2) insiste sur une forme particulière d'iritis se

(1) Gossetti, *Ateneo Veneto*, 1869.
(2) S. Hutchinson, *The Lancet*, 4 janvier 1873.

rencontrant chez les enfants nés de parents goutteux. D'après l'auteur anglais, l'iritis se montre de bonne heure, a une marche ,insidieuse, ne s'accompagne pas de symptômes aigus, et donne lieu à des synéchies qui finissent par déterminer l'occlusion de la pupille. Cette affection se montre rebelle à tout traitement.

La scrofule, ou, pour le moins, le lymphatisme ont été aussi considérés comme causes d'iritis. Il est rare que, dans ces cas, la maladie se développe primitivement. Le plus souvent, elle se montre comme complication d'une autre phlegmasie de l'œil, et, en particulier, de la kératite lymphatique. Presque toujours elle revêt la forme subaiguë, et donne lieu à des synéchies très-étendues, d'une part, entre le bord pupillaire et le cristallin, d'autre part entre la grande circon-

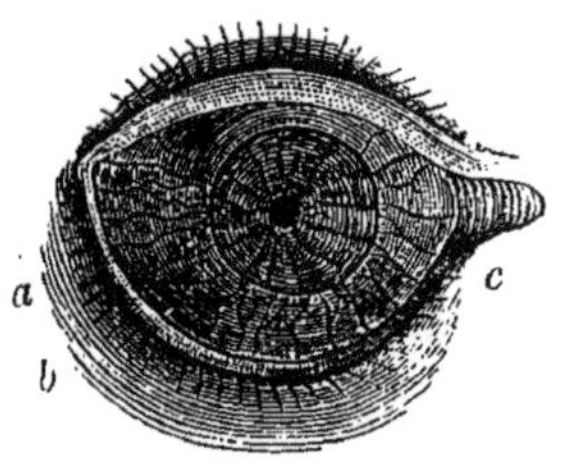

Fig. 3. — Aspect de l'œil dans certaines formes d'iritis chronique. — *a*, vascularisation de la conjonctive; — *b*, iris bombé, en avant et décoloré; — *c*, pupille déformée et irrégulière. (Figure extraite de Mackenzie, trad. Warlomont et Testelin, t. I, p. 835.)

férence de l'iris et la cornée. En même temps l'iris, plus ou moins bombé en avant, change profondément de couleur, prend un aspect rouillé, et se recouvre d'excroissances qui, pour la plupart, avoisinent le cercle ciliaire. Dans une période avancée de la maladie, la sclérotique amincie laisse voir par transparence la coloration bleuâtre de la choroïde, sous la forme de bosselures légères, ou d'un anneau périkéra-

tique. La cornée perd de sa transparence, si déjà elle n'était
pas opacifiée par suite d'une kératite interstitielle primitive.
L'œil devient mou, par diffluence du corps vitré qui se réduit
en une espèce de sérosité citrine. Enfin le globe ainsi altéré
augmente de volume, en prenant une forme carrée (hydrophthalmie), ou bien il se rapetisse de plus en plus (phthisie
de l'œil). Dans les deux cas, la vision finit par s'éteindre,
ou à peu près, en partie par suite des synéchies irido-capsulaires qui oblitèrent le champ pupillaire, en partie par le fait
des lésions choroïdiennes ou rétiniennes graves qui s'ajoutent à l'iritis.

On a voulu rattacher à la variété strumeuse de l'iritis le
développement de certaines masses ou tumeurs suppuratives
de l'iris, qu'on a considérées comme de véritables tubercules. C'est ce qui a été fait, entre autres, par Jacob (*Treatise
on the inflammation of the Eyeball*). Toutefois, sous le nom
de tubercules de l'iris, on a décrit des choses tellement différentes (abcès chroniques, gommes, etc.), qu'il est impossible
de décider, avec le peu de notions anatomo-pathologiques
que nous possédons, s'il s'agissait là de masses tubercu-
leuses véritables. Ce n'est que lorsqu'il y a en même
temps des tubercules dans la choroïde ou sur d'autres points
du corps, qu'on est autorisé à considérer la néoplasie iri-
dienne comme étant de nature très-probablement tuber-
culeuse.

La rareté de ces faits nous engage à rapporter ici une
observation concluante de tubercules de l'iris, suivie d'autopsie, que nous empruntons à P. Gradenigo (1).

« Il s'agit d'un homme de vingt et un ans. L'œil droit,

(1) P. Gradenigo, *Annales d'oculistique*, t. LXIV, p. 177.

examiné le 16 août 1868, présentait l'état suivant : Conjonctive légèrement œdémateuse; injection périkératique profonde, rosée; cornée transparente, sauf en trois ou quatre
endroits, où l'on voit de petits dépôts interstitiels, d'aspect
grisâtre, arrondis, isolés, gros comme la tête d'une épingle,
situés les uns sous la membrane de Bowman, les autres,
plus profonds, reposant sur l'épithélium de la membrane
de Descemet et faisant saillie dans la chambre antérieure.
Chambre antérieure rétrécie; humeur aqueuse légèrement
trouble.

» Observé à l'éclairage oblique, l'iris, de couleur bleue, a
un aspect velouté. Six ou sept corpuscules distincts, de
forme ronde comme la moitié d'un grain de mil, se font jour
dans la chambre antérieure à travers le stroma de l'iris,
dont ils occupent particulièrement le segment externe et inférieur, près de la grande et de la petite circonférence de
l'iris.

» Pupille étroite, déformée par plusieurs synéchies postérieures; surface capsulaire un peu trouble. Bulbe de consistance normale. Point de douleurs prononcées, ni dans
l'œil, ni le long des branches nerveuses du trijumeau. Larmoiement médiocre; photophobie et sentiment d'ardeur à
la paupière supérieure.

» Nul antécédent syphilitique.

» Les jours suivants, il se produisit à plusieurs reprises,
et sans cause appréciable, un hypohéma qui s'est résorbé
chaque fois.

» En ce moment, l'examen stéthoscopique ne révéla aucun
signe de tubercules pulmonaires. A la suite d'un traitement
analeptique, la maladie de l'œil droit eut un temps d'arrêt;

mais au même moment apparurent des corpuscules de
même nature que les premiers sur l'iris de l'œil gauche; et
leur développement ne fut précédé ou accompagné d'aucun
des symptômes de l'iritis. Les forces du malade allèrent toujours en déclinant, et trois mois après son entrée à l'hôpital,
il fut pris subitement de coliques intenses et de vomissements
avec fièvre et ballonnement du ventre. Bientôt après sur-
vinrent de la diarrhée, de la toux avec expectoration puri-
forme et des sueurs nocturnes abondantes. La mort eut lieu
huit jours plus tard, et l'autopsie révéla l'existence d'une
énorme quantité de tubercules miliaires, les uns crus, les
autres en voie de ramollissement, non-seulement dans les
poumons, mais aussi dans le foie, la rate, le mésentère, les
glandes lymphatiques, et même sous la muqueuse intesti-
nale.

» Les yeux placés dans le liquide de Müller ont offert ce
qui suit :

» Œil droit, volume et forme physiologiques. Cornée deux
fois aussi épaisse que l'autre. Sa surface interne est parsemée de plusieurs noyaux saillants, peu résistants, formés
d'une substance caséeuse, blanchâtre, qu'il est facile de détacher de la membrane de Descemet. — Chambre antérieure
effacée; l'iris épaissi et décoloré adhère en différents points
à la capsule du cristallin. Un grand nombre de corpuscules
d'un blanc jaunâtre, analogues à ceux de la cornée, sont
disséminés dans son parenchyme, notamment à sa face antérieure. — Pas d'altération apparente de la sclérotique, du
cristallin et de la rétine; l'humeur vitrée, légèrement opaque,
semble un peu plus consistante qu'à l'état normal. — La
choroïde, qui dans son ensemble paraît saine, offre dans le

voisinage du nerf optique deux ou trois granulations isolées, de couleur claire, fort semblables aux productions déjà décrites.

» Œil gauche. A part quelques petites tumeurs sur l'iris, de même nature que celles de l'œil droit, il n'offre aucun genre d'altération.

» L'examen microscopique des nodules de l'iris y fait reconnaître les caractères histologiques propres au néoplasme tuberculeux. »

En dehors de toute influence constitutionnelle, l'iris peut s'enflammer par suite de diverses causes locales, telles que des blessures ou des contusions de cette membrane. Mais ce qui expose le plus à l'iritis traumatique, c'est la présence de corps étrangers, que ceux-ci aient pénétré dans l'œil par une plaie accidentelle, ou qu'ils y aient été laissés à la suite d'une opération. Parmi ces derniers, il faut citer en première ligne les fragments cristalliniens restés dans l'œil après l'extraction de la cataracte. Ils ne tardent pas à se gonfler au contact de l'humeur aqueuse et refoulent en avant l'iris qui s'enflamme. Chez les enfants, grâce à la résorption rapide du cristallin broyé, l'iris échappe le plus souvent à l'inflammation, et c'est ce qui permet d'avoir recours chez eux à la discision ; mais il n'en est plus de même chez l'adulte et surtout chez le vieillard. Aussi ne saurait-on apporter trop de soin dans l'extraction de la cataracte sénile, à débarrasser aussi complétement que possible le champ pupillaire de ces masses corticales molles que l'on appelle les accompagnements de la lentille.

Pendant longtemps on a exagéré la gravité des blessures de l'iris. L'expérience de ces dernières années est venue démontrer que non-seulement on peut, sans courir de grands risques, inciser (iridotomie) ou exciser l'iris (iridectomie) ; mais que ces opérations ont un effet salutaire dans certaines formes d'iritis, de choroïdites et même de kératites.

Comme tous les tissus vivants, l'iris supporte mieux une incision ou une excision bien nette qu'une contusion. Voilà pourquoi le passage d'un gros noyau cristallinien à travers l'orifice pupillaire resserré et rigide, constitue, à notre avis, une cause mécanique d'iritis bien plus puissante qu'une iridectomie.

Une dernière classe d'iritis comprend celles qui se montrent comme complications d'autres affections phlegmasiques de voisinage. C'est ainsi que certaines variétés d'ulcères de la cornée se compliquent souvent d'iritis, et même d'hypopyon. Cette inflammation s'observe fréquemment aussi dans le cours de diverses choroïdites, et cela parfois par retentissement sympathique de l'œil affecté sur l'œil du côté opposé.

QUATRIÈME LEÇON

SOMMAIRE. — Iritis (suite), complications et traitement. — De l'iritis syphilitique.

L'iritis peut s'accompagner de complications diverses. Dans la forme séreuse, c'est la cornée qui se prend de préférence. Dans la variété parenchymateuse, qu'elle soit ou non d'origine syphilitique, l'inflammation a plutôt tendance à gagner les procès ciliaires, puis les parties profondes de la choroïde et de la rétine. En même temps, les milieux transparents de l'œil, en particulier l'humeur vitrée et le cristallin, subissent des troubles nutritifs qui en altèrent la transparence. L'œil peut même devenir inéclairable, ce qui tient le plus souvent à un ramollissement du corps vitré avec production de corps flottants dans son intérieur. Les annexes de l'œil ne participent que peu à l'inflammation de l'iris. La conjonctive, il est vrai, est rouge et injectée ; mais ce n'est que dans les cas d'inflammation très-aiguë qu'on voit se produire un certain degré de chémosis. C'est aussi exceptionnellement que les paupières s'œdématient, et que le cul-de-sac conjonctival devient le siége d'une sécrétion muco-purulente. Parfois cependant le bord tarsien rougit et se gonfle, ce qu'on observe surtout dans les cas d'iritis aiguë, accompagnée de photophobie et de larmoiement abondant.

Le traitement de l'iritis devra être à la fois local et général. Le traitement local consiste tout d'abord à soustraire l'œil à l'action de la lumière vive et à le maintenir à l'état de repos absolu. Suivant l'intensité de l'inflammation, on se contentera de prescrire des conserves fumées, ou un simple bandeau noir flottant; ou bien on emploiera la compression faite à l'aide d'un tampon d'ouate qu'on maintient en place par un ou deux tours de bande en flanelle. Le coton étant imperméable aux larmes, il sera bon d'interposer entre le tampon d'ouate et l'œil un rond de linge fin, qui sera changé au besoin plusieurs fois dans les vingt-quatre heures. La chaleur sèche qui se conserve sous le coton, met l'œil à l'abri des vicissitudes atmosphériques, et en même temps elle est éminemment favorable à la résolution de l'inflammation.

Généralement l'application de la chaleur humide (compresses chaudes, fomentations ou douches de vapeur), ne convient pas contre l'iritis, surtout si la phlegmasie irienne est sous la dépendance du rhumatisme. C'est seulement dans les cas d'iritis torpide, à marche subaiguë, et surtout lorsqu'il y a des complications cornéennes, que la chaleur humide nous a rendu de réels services.

Telle n'est pourtant pas l'opinion de Mooren (1) et de Schiess-Gemuseus (2). Ces auteurs pensent que c'est lorsque l'inflammation de l'iris est le plus aiguë, ou lorsque, par suite d'un mauvais état général, elle tend à passer à suppuration, que les cataplasmes rendent surtout des services. Renouvelés tous les quarts d'heure et combinés avec

---

(1) Mooren, *Die verminderten Gefahren einer Hornhaut Vereiterungbei der Staaroperation*, Berlin, 1862, et *Annales d'oculistique*, 1862.

(2) Schiess-Gemuseus, *Klinische Monatsblätter für Augenheilkunde*, p. 198-201.

les instillations d'atropine, les cataplasmes, dit Schiess-Gemuseus, rendent à peu près inutiles les émissions sanguines, ainsi que l'administration interne ou externe des mercuriaux.

Cette opinion nous semble peu fondée, et la seule propriété que nous reconnaissons aux compresses chaudes dans le cas d'iritis très-aiguë, c'est de contribuer à l'apaisement des douleurs circumorbitaires. Leur action peut varier d'ailleurs suivant les cas, ce qui tient peut-être à la diversité de nature des iritis.

Le traitement topique par excellence consiste dans l'emploi souvent répété du collyre au sulfate neutre d'atropine. L'indication principale, en effet, c'est de prévenir et de combattre les adhérences irido-capsulaires, qui non-seulement entravent le libre exercice de la vision, mais exposent l'œil à des rechutes répétées d'iritis et au glaucome consécutif.

Ces adhérences se formant souvent avec une très-grande rapidité, il faut pour ainsi dire lutter de vitesse avec elles. On prescrira donc le collyre à l'atropine dès le début de la maladie; on en répétera les instillations plusieurs fois par jour, toutes les heures s'il le faut, et on emploiera une solution d'autant plus forte que l'iritis aura un caractère plus aigu, que la pupille resserrée cédera avec plus de lenteur à l'action du mydriatique. Nous avons prescrit avec avantage des solutions de 5, 10 et même 15 centigrammes de sulfate d'atropine pour 10 ou 15 grammes d'eau distillée. Dès que la dilatation de la pupille est complète, on fait des instillations plus rares, et l'on affaiblit au besoin la concentration du collyre, de peur de trop irriter la conjonctive. On en continuera toutefois l'usage jusqu'à ce que toute rougeur périkératique ait disparu, de peur de voir se reproduire le resserrement de la pupille. L'action de l'atropine sur l'iris constitue un des meilleurs moyens pour juger de la marche de la phlegmasie. Tant que la pupille résiste à l'action du mydriatique, l'inflammation persiste; la résolution commence et s'accentue au fur et à mesure que se produit la dilatation progressive de l'orifice pupillaire.

Autrefois on employait dans le même but les onctions d'extrait de belladone, ou les fomentations à l'aide de compresses imbibées d'une décoction concentrée de feuilles de belladone. A défaut d'atropine, on pourra se servir de ces moyens, ou encore d'une solution concentrée d'extrait de belladone ou de jusquiame. Mais comme ce sont là des agents moins puissants et dont l'action est plus lente, on ne devra y recourir que comme à des adjuvants.

Nous en dirons autant de l'administration de la belladone à l'intérieur.

L'atropine ne se borne pas à dilater l'orifice pupillaire et à empêcher la production des synéchies; elle a encore prise sur les douleurs, parfois vives, qui accompagnent l'iritis aiguë. Si l'atropine seule ne parvient pas à les calmer, on se trouvera bien de pratiquer à la tempe des injections hypodermiques de morphine (un à deux centigrammes de chlorhydrate de morphine dans un gramme d'eau). Celles-ci apaisent les douleurs sans nuire à l'action du mydriatique.

Dans le même but encore, surtout lorsqu'il y a une certaine périodicité dans les attaques douloureuses, on emploiera avec avantage le sulfate de quinine à l'intérieur à la dose de 25 centigrammes à un gramme par jour.

Si la congestion est très-vive et s'accompagne d'exagération de la tension intra-oculaire, caractérisée par la dureté du globe, la morphine et la quinine peuvent rester impuissantes à calmer les douleurs. C'est alors que les saignées locales (ventouses Heurteloup ou sangsues) appliquées à la tempe seront d'une incontestable utilité.

Il est des cas, heureusement exceptionnels, qui résistent à l'emploi combiné des mydriatiques, des narcotiques et des déplétions sanguines. L'iris se montre réfractaire à l'action de l'atropine; l'inflammation et les douleurs persistent. La paracentèse de la chambre antérieure peut alors rendre les meilleurs services; non-seulement elle apaise les douleurs, mais la pupille, jusque-là indilatable, commence à céder à l'action du collyre atropinique.

Dans le cours d'une iritis, il importe de s'enquérir souvent de l'état de la tension intra-oculaire et de l'étendue du champ visuel. Toutes les fois que la tension augmente, et qu'en même temps le champ visuel tend à se rétrécir, il faut avoir recours à l'évacuation de l'humeur aqueuse ou paracentèse, voire même à l'iridectomie. Cette dernière opération est indiquée lorsque, malgré le traitement le plus actif, il s'est formé des synéchies totales qui rendent la pupille indilatable. Mieux vaut alors la pratiquer plus tôt que plus tard, avant l'apparition des accidents glaucomateux qui en sont souvent la suite. De plus, l'iridectomie constitue, en pareil cas, le meilleur, sinon le seul moyen prophylactique, contre les rechutes d'iritis qui sont si fréquentes.

Dans l'iritis traumatique, les indications de l'iridectomie sont multiples. Parfois elle aura pour but de faciliter l'extraction de corps étrangers venus du dehors. C'est ainsi qu'il nous est arrivé d'enlever un lambeau d'iris, et avec lui un éclat d'acier fixé dans son épaisseur.

Dans un autre cas observé par nous, l'iris ayant fait hernie après l'incision de la cornée, le corps étranger put être saisi et extrait directement à l'aide de la pince à iridectomie. L'iris fut ensuite réduit, et le malade guérit complétement sans avoir subi de coloboma.

D'autres fois, l'iridectomie est rendue nécessaire par la blessure du cristallin qui devient cataracté, se gonfle et détermine des accidents glaucomateux. L'extraction des masses cristalliniennes gonflées se fera en même temps que l'excision de l'iris. Enfin l'iridectomie trouve encore son application lorsque la plaie s'accompagne d'enclavement irien qu'on n'a pu ni réduire directement, ni faire disparaître à l'aide de l'ésérine.

Les révulsifs cutanés appliqués à la tempe ou à la nuque, tels que vésicatoires, badigeonnages à la teinture d'iode, séton filiforme, injections caustiques sous-cutanées, ne sont indiqués que lorsque la période aiguë de la maladie a complétement disparu.

Quant au traitement général, il consiste dans l'emploi de divers agents médicamenteux qui s'adressent à la fois à la phlegmasie de l'iris et à la cause constitutionnelle qui en est le point de départ.

Nous avons déjà mentionné l'emploi du sulfate de quinine. Parmi les autres médicaments internes, le mercure et l'iodure de potassium tiennent la première place, surtout quand l'iritis est de nature syphilitique. Nous en parlerons en détail à propos de cette dernière variété. Alors aussi nous signalerons l'emploi de l'essence de térébenthine préconisée par quelques auteurs.

Boggstedt (1), médecin de l'établissement hydrothérapique de Sédertelge en Suède, croit que l'hydrothérapie peut offrir de grands avantages dans le traitement de l'iritis et de l'irido-cyclite, mais à la condition expresse que le mode d'emploi en soit rigoureusement déterminé. — L'auteur avoue ne pas avoir une expérience personnelle suffisante pour juger du meilleur mode d'emploi de l'eau dans le traitement de l'iritis chronique. Quant à l'iritis aiguë, l'observation l'a amené à formuler les conclusions suivantes :

« L'hydrothérapie à l'eau froide est plutôt nuisible, et les bains chauds irritants doivent seuls être employés ici.

» La température devra osciller entre 34 et 37 degrés, et les yeux doivent être bandés pendant toute la durée du bain.

» Les bains de vapeur ou romains sont nuisibles.

» Les cas d'iritis scrofuleuse demandent des bains tièdes salins, suivis de douches tièdes.

» Pour le traitement local, qui ne doit pas être négligé, l'auteur recommande des cataplasmes chauds permanents, recouverts de papier ou de taffetas de gutta-percha.

» Pour les iritis à rechutes, il croit devoir recommander des bains répétés. »

Pour terminer ce qui a rapport au traitement général de l'iritis, disons que les sudorifiques, les diurétiques et les purgatifs salins trouvent leurs applications surtout dans l'iritis rhumatismale, et lorsqu'il survient de la fièvre avec état saburral ou constipation.

Dans les iritis atoniques survenant chez des vieillards, chez des individus scrofuleux ou débilités, le traitement

____

(1) Boggstedt, *Du traitement hydrothérapique de l'iritis.* (*Annales d'oculis-tique,* t. LXX, p. 262.)

général devra consister dans l'emploi des toniques sous toutes les formes, fer, quinquina, arsenic, huile de foie de morue, viande crue. Une bonne hygiène et le séjour à la campagne compléteront la série des moyens thérapeutiques utiles en pareils cas.

De l'iritis syphilitique.

Nous devons faire de l'iritis syphilitique une étude spéciale, tant à cause de sa grande fréquence que de sa marche souvent insidieuse, des complications qui s'y ajoutent, enfin du mode de traitement spécial qui lui convient.

C'est habituellement dans la période secondaire ou dans la période de transition de la syphilis que se montre l'iritis. Elle se lie par conséquent aux altérations de la peau et des muqueuses. On a cité, il est vrai, des cas d'iritis syphilitique précoces, survenant peu de temps après l'apparition du chancre infectant, et avant l'éruption des syphilides; mais ce sont là des exceptions. Nous en dirons autant de l'iritis tardive, qu'il est très-rare de voir se développer chez des sujets arrivés à la période des manifestations dites tertiaires de la syphilis. A. Barberon (1) cite cependant un cas d'iritis survenue treize ans après l'apparition du chancre et de ses suites immédiates, et s'accompagnant de douleurs ostéocopes. Pour notre compte, nous n'avons jamais observé l'iritis à une époque aussi tardive, et en cela nous sommes tout à fait d'accord avec les idées émises par notre éminent maître, Ricord.

(1) A. Barberon, *Quelques considérations sur l'iritis syphilitique*, thèse de doctorat, Paris, 1872.

Langlebert (1) se prononce dans le même sens : « L'iritis, dit-il, peut être précoce ou tardive ; quelquefois elle suit de très-près le chancre ; d'autres fois, ce n'est que plusieurs mois après l'infection générale qu'elle se manifeste ; mais, dans ce dernier cas même, elle appartient toujours à la période secondaire. *Jamais je ne l'ai vue se produire dans la troisième phase de la vérole.* »

Rollet (2) n'est pas moins affirmatif : « L'iritis syphilitique est, dit-il, tantôt un symptôme franchement secondaire, tantôt un symptôme de transition. On l'observe habituellement quatre, six, sept, huit et dix mois après le chancre ; rarement plus d'un an après. »

Dans un travail récent, Drognat-Landré (3), de Rio-de-Janeiro, compte, sur trente-sept cas d'iritis considérées par lui comme syphilitiques, dix-huit faits qui se seraient montrés de dix à onze ans après l'infection, quinze de deux à six mois après, et quatre à une époque qui n'a pu être précisée. Pour expliquer le chiffre invraisemblable d'iritis syphilitiques tardives rencontrées par l'auteur, il faut se rappeler, chose bizarre, que les variétés syphilitique et rhumatismale de l'iritis sont regardées par lui comme n'étant qu'une seule et même entité morbide ayant toutes deux pour cause la syphilis. C'est là une façon assurément neuve d'envisager la question, mais qui, croyons-nous, aura de la peine à faire son chemin.

Après avoir examiné l'époque d'apparition de l'iritis syphilitique, nous devons nous demander quelle est la forme de

<hr>

(1) Langlebert, *Traité des maladies vénériennes*, p. 551, Paris, 1864.
(2) Rollet, *Traité des maladies vénériennes*, p. 875, Paris, 1865.
(3) Drognat, *De l'iritis syphilitique* (*Annales d'oculistique*, t. LXXIII, p. 250).

syphilides qui coexiste le plus souvent avec elle. Carmichaël professait que l'iritis était le symptôme concomitant de la syphilide papuleuse exclusivement. Tel n'est pas notre avis, et nous pensons avec Rollet (1) que l'iritis se lie souvent à l'ecthyma et à d'autres manifestations graves de la syphilis, surtout chez les individus cachectiques et d'un tempérament scrofuleux. — Il y a longtemps déjà que Bateman (2) a signalé la coexistence de l'iritis avec un ecthyma généralisé, se montrant, chez des sujets épuisés, et qu'il appelle à cause de cela *ecthyma cachecticum*. Les caractères de cette éruption ne diffèrent en rien de ceux qu'on assigne à l'ecthyma syphilitique. Aussi est-ce à tort, croyons-nous, que Monteath et Mackenzie considèrent cette éruption, ainsi que l'iritis et les ulcérations au gosier qui l'accompagnent souvent, comme des lésions pseudo-syphilitiques.

L'âge auquel se montre habituellement l'iritis syphilitique est celui de l'activité sexuelle, de dix-huit à quarante-cinq ou cinquante ans, rarement en deçà ou au delà. Toutefois, les chirurgiens anglais admettent que l'iritis peut se développer chez les nouveau-nés, sous l'influence de la syphilis héréditaire (3).

Les hommes nous ont paru être plus souvent atteints que les femmes. Cela tient sans doute à une foule d'excitations locales, telles que la fatigue des yeux, l'exposition à l'air froid, la présence de corps étrangers sur l'œil, toutes causes qui se rencontrent plus souvent dans le sexe masculin, et qui jouent un grand rôle dans la localisation des accidents diathésiques. Ajoutons-y l'alcoolisme qui rend les mani-

(1) Rollet, *loco citato*.
(2) Bateman, *Practical synopsis at cutaneous diseases*, p. 187, London, 1819.
(3) J. Dixon, *Annales d'oculistique*, t. XXIX, p. 122.

festations de la syphilis incontestablement plus graves, plus précoces et plus persistantes, et qui se rencontre plus fréquemment chez l'homme que chez la femme.

L'iritis syphilitique débute généralement par un seul œil, mais elle peut envahir ultérieurement les deux yeux. H. Schmidt (1), sur trente-quatre cas, qui se partageaient entre vingt-quatre femmes et dix hommes, de vingt à soixante et un ans, a noté treize fois l'iritis sur les deux yeux et vingt et une fois sur un seul œil. On conçoit que ces proportions sont sujettes à varier d'une série à l'autre ; aussi n'attachons-nous à ces chiffres qu'une valeur toute relative.

Le mercure a été accusé de provoquer parfois l'iritis ; c'est là une opinion erronée, émise pour la première fois par Travers. Nous pensons qu'ici, comme partout ailleurs dans l'histoire de la syphilis, on attribue au médicament ce qui revient incontestablement à la maladie elle-même.

A propos des lésions anatomiques et des symptômes, nous n'avons rien à ajouter à ce que nous avons dit pour l'iritis parenchymateuse en général. Quant à la marche, elle varie suivant les cas. Parfois peu accusés, les symptômes inflammatoires peuvent passer inaperçus, tandis que, dans d'autres cas, heureusement rares, la maladie acquiert une très-grande intensité. Toutefois, d'une manière générale, on peut dire que l'iritis syphilitique revêt habituellement une forme subaiguë, et que sa marche est lente. Souvent elle se prolonge pendant deux à trois mois, et parfois davantage ; elle constitue, d'après la remarque de Ricord, l'un des accidents de la syphilis secondaire qui cèdent le moins promptement à une médication spécifique.

(1) H. Schmidt, *Berliner Klinischen Wochenschrift*, 1872, n° 23.

Nous devons nous demander, à propos du diagnostic, s'il est des signes spéciaux qui permettent de distinguer cette variété d'iritis de toutes les autres. Beer, le premier, a cru trouver des signes différentiels qui méritent de nous arrêter. Pour lui, la déformation de la pupille présenterait quelque chose de particulier. Au lieu d'être rond et central, l'orifice pupillaire serait attiré en haut et en dedans, et représenterait un ovale à grand axe obliquement dirigé en bas et en dehors. Mais presque tous les observateurs ont reconnu depuis longtemps, et nous sommes de cet avis, qu'il n'y a, dans la position, la forme et la direction de l'orifice pupillaire, absolument rien qui soit propre à l'iritis syphilitique.

Un second caractère distinctif admis par Beer, c'est l'existence, à la surface de l'iris, de ces petites masses néoplasiques que nous avons décrites, en faisant l'anatomie pathologique, sous le nom de condylomes. Tout le monde s'accorde en effet à voir dans la présence de ces masses granulaires un des signes caractéristiques de l'iritis syphilitique, mais avec cette restriction qu'elles peuvent faire tout à fait défaut ou ne se montrer que tardivement dans l'iritis spécifique, tandis qu'on les rencontre, bien qu'exceptionnellement, dans les autres variétés de la maladie. En somme, on devra attacher une réelle importance à l'existence des granulomes iriens, mais sans vouloir fonder exclusivement sur ce seul signe le diagnostic d'iritis syphilitique.

La marche subaiguë, parfois même insidieuse et presque latente de l'affection, devra aussi éveiller l'idée d'une iritis syphilitique. Ce n'est là toutefois qu'une présomption, très-grande assurément, mais qui n'est pas une certitude. Au reste, telle est la fréquence de cette cause diathésique, qu'en présence d'une iritis, c'est à elle qu'on devra songer tout d'abord, et ne l'éliminer qu'après un examen sérieux.

On le voit donc, c'est seulement par l'étude attentive des autres symptômes qui accompagnent ou précèdent l'iritis, qu'on peut arriver à en déterminer la nature syphilitique. C'est au chirurgien à bien connaître l'évolution de la syphilis, s'il veut ne pas tomber en des erreurs éminemment préjudiciables au malade.

Ceci nous conduit à parler de l'iritis syphilitique des nouveau-nés, admise comme telle par les chirurgiens anglais. Malheureusement les observations en sont encore peu nombreuses. D'après Mackenzie (1), l'iritis constitue parfois le premier symptôme de la syphilis congénitale. « Outre la rougeur zonulaire et le changement de coloration de l'iris, on voit, dit-il, assez souvent, la capsule du cristallin devenir complétement rouge. Au bout d'un certain temps, il s'y ajoute un hypopyon et l'opacification de la cornée. L'éruption cuivrée habituelle se montre sur tout le corps. »

Dixon (2) décrit deux cas observés par lui, l'un sur un enfant de quatre mois, l'autre sur une fille de trois mois. Chez le premier, l'affection oculaire avait été précédée de manifestations cutanées survenues dans les premiers mois après la naissance. L'iritis, qui avait atteint l'œil droit d'abord, puis l'œil gauche, avait ceci de particulier, que la chambre antérieure était remplie d'une masse fibrineuse de teinte jaune pâle. La mère de l'enfant avait été manifestement syphilitique. Un traitement mercuriel interne parvint à guérir l'iritis.

<hr>

(1) Mackenzie, *Traité des maladies des yeux*, t. II, p. 21.
(2) Dixon, *Guide of the practical study of Diseases of the Eye*, 1855, p. 145.

Le second enfant, avait eu aussi vers la septième semaine après la naissance, une éruption sur presque tout le corps. Quinze jours après, la mère s'aperçut de la maladie des yeux de son enfant qui, examiné par Dixon, présentait les signes non équivoques d'une double iritis, plus prononcée à gauche. L'iris de cet œil était parsemé dans toute sa moitié inférieure de petites masses grisâtres, semblables à des grains de sable. L'enfant avait des aphthes dans la bouche et une éruption papuleuse à la face. Les membres inférieurs jusqu'aux genoux et la partie inférieure du ventre étaient couverts de taches cuivrées avec desquamation de l'épiderme.

L'enfant, soumis à un traitement mercuriel par la bouche, guérit des manifestations cutanées et de l'iritis, en conservant seulement un léger trouble dans le cristallin du côté gauche. Les parents interrogés nièrent toute espèce d'antécédent syphilitique.

Chose digne de remarque, dans les deux cas de Dixon, l'injection sclérale avait été fort peu prononcée.

Le pronostic de l'iritis syphilitique est très-grave. Abandonnée à elle-même, elle peut entraîner la perte de l'œil, soit primitivement, soit après plusieurs rechutes, qui sont communes dans cette forme de la maladie. L'inflammation envahit alors successivement les procès ciliaires, la choroïde et la rétine, voire même la cornée et la sclérotique; il en résulte une désorganisation de l'œil, et, comme conséquence, une cécité irréparable.

Outre les moyens de traitement indiqués déjà et s'appliquant à toutes les variétés d'iritis, il faut insister ici sur les agents thérapeutiques qui s'adressent directement à la diathèse syphilitique, c'est-à-dire le mercure et l'iodure de potassium.

Le mercure, pour être efficace, devra être administré de façon à affecter rapidement et puissamment l'organisme; ce qu'on obtient surtout, en ayant recours aux frictions mercurielles et aux injections hypodermiques, d'après le système de Lewin. Nous prescrivons habituellement 5 grammes d'onguent napolitain double en friction sur l'une ou l'autre jambe; et il est rare qu'au bout de dix à quinze frictions, on n'obtienne déjà un commencement d'amélioration. Généralement, trente à quarante frictions sont suffisantes.

Si l'on donne la préférence aux injections hypodermiques, on prescrira journellement un centigramme de sublimé dissous dans 1 gramme d'eau. On fera deux injections d'un demi-centigramme chacune à la région dorsale de préférence, afin d'éviter la formation de petits abcès dans le tissu cellulaire sous-cutané.

Le temps n'est pas encore éloigné où l'on donnait la préférence à l'administration du mercure par la bouche. Outre que le mercure employé de la sorte est généralement moins actif, il a le grave inconvénient d'irriter la muqueuse gastro-intestinale, et d'agir plus particulièrement sur le parenchyme du foie où il se dépose pour un temps plus ou moins long avant d'arriver dans le torrent circulatoire. Nous reconnaissons cependant qu'il est des gens chez lesquels le mercure administré par la bouche agit d'une manière plus efficace que sous la forme de frictions. Ce sont là des exceptions; dans ces cas, nous avons l'habitude d'employer à la fois les deux modes d'administration, afin de gagner du temps.

Quel que soit le mode d'emploi du mercure auquel on s'adresse, on devra souvent y joindre l'iodure de potassium.

Les doses de ce dernier médicament devront généralement être élevées, de 1 à 5 et 6 grammes par jour. C'est surtout dans les formes chroniques, qui se lient d'ordinaire à des manifestations scrofuleuses, que les préparations iodiques trouvent leur indication. Alors aussi les toniques, le fer, l'arsenic, l'huile de foie de morue, constituent des adjuvants de premier ordre.

Carmichaël s'est beaucoup servi, contre l'iritis syphilitique, de l'essence de térébenthine à l'intérieur, à la dose d'un gros répétée trois fois par jour. Sans attribuer à cet agent une propriété spécifique, il pensait qu'il agit, grâce à son pouvoir de diffusion dans l'économie, plus vite que le mercure. Pour lui, une amélioration sensible s'est presque toujours manifestée dans l'iritis dès le lendemain de son emploi, et la durée du traitement a été en moyenne de onze jours.

Malheureusement l'essence de térébenthine est loin d'avoir présenté dans la suite aux chirurgiens, à Guthrie entre autres, des résultats aussi favorables, et aujourd'hui elle est généralement peu usitée. Si nous en parlons, c'est que l'iritis syphilitique est parfois une affection très-tenace, et que, se fondant sur l'expérience de Carmichaël et de quelques autres chirurgiens anglais, on pourrait avoir recours à la térébenthine, dans les cas où les moyens habituels auraient échoué.

Mentionnons, en terminant et seulement pour mémoire, la syphilisation préconisée par Spérino (1) contre l'iritis syphilitique.

(1) Spérino, *De la syphilisation*, etc., traduction française par Tresol, Turin. 1853, p. 445.

CINQUIÈME LEÇON

Sommaire. — Anatomie et physiologie de la choroïde. — Des inflammations de la choroïde ou choroïdites en général. — De l'irido-choroïdite ou cyclite; formes; causes; anatomie pathologique; diagnostic; pronostic; traitement.

La choroïde est la membrane vasculaire de l'œil par excellence; c'est elle qui fournit au globe oculaire ses éléments nutritifs, d'où l'importance de ses maladies, à cause du retentissement qu'elles exercent sur l'état des autres parties constitutives de l'organe visuel.

La couleur de la choroïde est très-brune, presque noire en avant, plus pâle dans ses deux tiers postérieurs. Elle diminue avec l'âge; d'un brun feuille de tabac chez l'adulte de trente à quarante ans, d'un brun clair de soixante à soixante-dix, elle devient grisâtre dans la vieillesse la plus avancée. Cette membrane subit donc un travail de dépigmentation analogue à celui qui s'observe sur le système pileux.

Un point intéressant dans l'étude de la choroïde, c'est son mode d'union, à la partie postérieure de l'œil, avec la sclérotique et la papille du nerf optique. A ce niveau, elle présente un orifice d'un millimètre et demi de diamètre à travers lequel passe le nerf optique. C'est l'absence de la choroïde en ce point qui donne à la papille sa couleur blanche qui la fait trancher sur le reste du fond de l'œil, et son apparence de relief. Le bord interne de l'anneau choroïdien est tranchant et fournit des fibrilles radiées qui se perdent entre les faisceaux du nerf optique, où elles constituent pour une faible part la couche antérieure de la lame criblée (H. Müller).

Les artères ciliaires courtes postérieures, en passant de la sclérotique dans la choroïde, forment autour de l'orifice postérieur de cette membrane une sorte de couronne vasculaire d'où partent des ramuscules destinés au nerf optique. Cette disposition anatomique contribue à rendre plus intimes les connexions de la choroïde avec la sclérotique et le nerf optique. A la partie antérieure, la choroïde change d'aspect, et à l'union de cette région avec les régions postérieures se voit une ligne festonnée à laquelle Sténon le fils a donné le nom d'ora serrata. Cette ligne n'occupe pas le même niveau en dedans et en dehors. Du côté temporal, elle est à 6 millimètres du bord de la cornée, et à 4 millimètres et demi ou 5 millimètres seulement du côté nasal. Cette limite est importante à retenir, tant au point de vue anatomique et physiologique qu'au point de vue de la pathologie et de la médecine opératoire; car c'est là aussi que les éléments nerveux de la rétine cessent d'exister. La région antérieure de la choroïde est beaucoup plus épaisse que les parties postérieures. Elle est constituée par deux couches superposées; l'une externe, lisse, qui n'est autre chose que le muscle ciliaire; l'autre interne, plissée, représentant les procès ciliaires, dont l'ensemble est connu sous le nom de couronne ou de corps ciliaire.

Le muscle ciliaire, naguère encore considéré comme un ligament (ligament ciliaire des anciens auteurs), se présente sous la forme d'un anneau grisâtre qui se continue en arrière avec la couche externe de la choroïde, et se fixe en avant à la face postérieure du canal de Schlemm. La grande circonférence de l'iris est enchâssée comme un verre de montre au niveau de son bord antérieur. Des liens celluleux et vasculaires relient entre elles ces deux parties. Vu à l'œil nu, le muscle ciliaire mesure trois millimètres d'avant en arrière et un millimètre et demi dans sa plus grande épaisseur qui se trouve à la partie antérieure. Ce muscle, aujourd'hui bien connu grâce aux travaux de Brücke, Bowman et Rouget, est composé de fibres cellules à noyau ovalaire, qui, d'après Moleschott, auraient une longueur de cinquante trois μ, c'est-à-dire la même que les éléments musculaires de l'iris. Ces fibres lisses forment de petits faisceaux entrelacés, très-difficiles à isoler, renfermant dans leurs mailles du tissu conjonctif, des vaisseaux, des nerfs nombreux et même des cellules nerveuses ganglionnaires. La plupart de ces fibres suivent une direction antéro-postérieure, tandis que d'autres, en petit nombre, situées plus en avant et en dedans, présentent une direction circulaire, ou, du moins, très-oblique. Les premières, appelées aussi fibres radiées ou méridiennes, forment le muscle tenseur de la choroïde; les secondes, circulaires, peuvent être nommées muscle constricteur de Brücke.

La seconde couche de la région antérieure de la choroïde est formée par les procès ciliaires, au nombre de soixante ou quatre-vingts principaux, avec d'autres plus petits dans les intervalles. Ils forment des replis triangulaires disposés en rangée et suivant pour la plupart la direction des méridiens. Leur plus grande hauteur mesure $0^{mm},9$ et répond à l'iris, tandis qu'en arrière leur relief diminue, et ils se continuent insensiblement avec le plan interne de la choroïde. La longueur de ces replis mesure d'avant en arrière 3 millimètres, de sorte qu'entre l'extrémité posté-

rieure des procès ciliaires et l'ora serrata, il existe une distance de 2 à 3 millimètres. En avant, le sommet des procès
ciliaires se trouve séparé de l'iris par une rainure assez profonde, qu'on a décrite comme formant la paroi externe de la
chambre postérieure. Le bord libre des procès ciliaires est
en rapport avec la circonférence du cristallin dont il reste
distant d'un millimètre. Il en est séparé par la zonule de
Zinn et le canal godronné de Petit. Examiné à l'œil nu, ou à
un faible grossissement, ce bord libre paraît lisse et uni;
mais l'examen microscopique montre qu'il est garni de
festons irréguliers et souvent pédiculés sans direction
fixe.

La choroïde comprend dans sa structure trois éléments
principaux; un stroma particulier, des vaisseaux, une lame
élastique et épithéliale.

Le stroma est formé d'un tissu intermédiaire au tissu cellulaire et au tissu élastique, composé de cellules pourvues
de prolongements multiples qui sont disposés en réseau ou
en mailles étroites. Les cellules et leurs prolongements
anastomotiques sont situés dans un même plan, de sorte
qu'on peut distinguer dans le stroma choroïdien plusieurs
couches superposées. Chaque cellule contient un noyau et
des granulations de pigment noir ou brun. Du reste, on
trouve tous les intermédiaires depuis les cellules complète-
ment remplies de pigment jusqu'à celles qui en sont tout à
fait dépourvues. Parmi ces dernières, il en est qui offrent
une configuration spéciale : elles sont arrondies, manquent
de prolongements et de noyau, et présentent un contenu
finement granuleux. Bien que peu nombreuses, ces dernières cellules ont une existence constante; aussi est-ce à

tort qu'on les a considérées pendant longtemps comme un produit pathologique.

Outre les éléments figurés du stroma, la choroïde possède une substance intercellulaire hyaline et amorphe. Peu abondante dans les couches externes où les cellules pigmentaires sont très-nombreuses, cette substance devient prépondérante à mesure qu'on se rapproche de la face interne de cette membrane. En ce point, les cellules pigmentaires diminuent de volume, deviennent de plus en plus rares, et finissent par disparaître, de sorte que, vers la limite interne de la choroïde, on ne trouve plus qu'une masse homogène pourvue çà et là de noyaux et sillonnée par de fins vaisseaux : c'est la membrane élastique ou vitrée.

D'après H. Müller, la choroïde possède le long des gros vaisseaux du tissu conjonctif. C'est surtout dans la lamina fusca que le stroma choroïdien se rapproche du type de ce dernier tissu.

Schwalbe a démontré expérimentalement que du liquide injecté dans les méninges peut, en suivant la gaîne du nerf optique, arriver jusque dans le tissu aréolaire sus-choroïdien qu'il décrit comme un espace lymphatique. Toujours est-il, que, grâce à la laxité de ses couches externes, la choroïde peut glisser librement sur la sclérotique, pendant la contraction du muscle ciliaire. D'après Müller, Schweigger et Manz, on trouverait le long des artères des fibres musculaires lisses à noyaux longitudinaux. La choroïde contient en outre des filets nerveux en grand nombre, surtout vers sa partie postérieure. Parmi ces filets qui sont tous une émanation des nerfs ciliaires, les uns possèdent un double contour, les autres sont réduits au cylindre axe. Ces derniers

seuls sont pourvus de cellules ganglionnaires sur lesquelles
H. Müller, Kraüse et Schweigger ont appelé l'attention.

Les vaisseaux de la choroïde sont des artères, des veines
et des capillaires. Les artères sont des ramifications de l'artère ophthalmique connues sous le nom de ciliaires courtes
postérieures. Au nombre de deux principales qui se subdivisent dans l'intérieur de l'œil en une vingtaine de branches
environ, elles perforent la sclérotique obliquement autour
du nerf optique, puis cheminent d'arrière en avant dans
l'épaisseur de la choroïde, en restant sous-jacentes aux
veines, d'après Sappey. Arrivées à la région ciliaire, ces
branches, très-réduites en volume, s'anastomosent avec quelques branches récurrentes des ciliaires longues et des ciliaires antérieures, ainsi que Haller et Zinn l'ont établi, mais
sans fournir aucune branche, ni à l'iris, ni aux procès ciliaires. Ce qu'on a décrit comme telles, ce sont des veines
provenant des procès ciliaires, et peut-être aussi de l'iris,
bien que Sappey nie cette dernière origine. Des troncs artériels de la choroïde naissent partout, d'après Leber (1), des
capillaires disposés en étoiles. Mais jamais cet auteur n'est
parvenu à injecter les veines choroïdiennes par les artères,
et réciproquement. Ceci le conduit à nier que les deux systèmes de vaisseaux communiquent entre eux par des anastomoses directes, ainsi qu'on l'avait admis depuis Sœmmering.

Il n'y a point de veines ciliaires postérieures correspondant aux artères du même nom. Celles qui ont été décrites
comme telles ne sont que de très-petites veinules qui se perdent dans l'épaisseur de la sclérotique. Les troncs veineux

______

(1) Leber, *Archiv für Ophthalmologie*, t. XI, année 1865.

choroïdiens, au nombre de cinq à six principaux, accompagnés parfois d'une à six veinules plus petites, après avoir reçu tout le sang veineux de la choroïde, convergent vers l'équateur de l'œil pour se rendre de là dans la veine ophthalmique. Les ramifications ou confluents d'origine des veines choroïdiennes sont disposées en tourbillons ou étoiles à rayons courbes qui donnent naissance à des tourbillons de plus en plus volumineux, aboutissant enfin à quatre ou six grandes étoiles d'où partent les troncs terminaux ou émergents. Cette disposition spéciale a fait donner par Sténon le fils aux veines choroïdiennes le nom de vasa-vorticosa.

Outre les veines de la choroïde, les vasa-vorticosa reçoivent les veines des procès ciliaires, et une partie de celles du muscle ciliaire. Quant aux veines de l'iris, nous l'avons déjà dit en faisant l'anatomie de cette membrane, les auteurs ne sont pas d'accord sur leur mode de terminaison. Leber, et avec lui plusieurs autres anatomistes, admettent que la plupart des veines iriennes se jettent dans les tourbillons veineux de la choroïde; Sappey, au contraire, nie qu'aucune veine de l'iris ait d'autre aboutissant que les veines ciliaires antérieures.

Les veines des procès ciliaires affectent une disposition particulière qui mérite d'être signalée. Elles forment, non plus des tourbillons, mais des arcades concentriques et flexueuses qui s'anastomosent entre elles, et avec les troncules émanés des plis intermédiaires. Parvenues au sommet des procès ciliaires, les extrémités de toutes ces arcades se réunissent en un faisceau de cinq à six veinules. Celles-ci affectent une disposition en éventail, et vont au delà de l'ora serrata, se continuer sans ligne de démarcation avec les vasa-vorticosa.

C'est dans la couche la plus interne du stroma de la choroïde, connue sous le nom de chorio-capillaire, que se trouvent contenus les vaisseaux capillaires. Ils y apparaissent comme autant de canaux creusés dans l'épaisseur d'une membrane homogène et douée d'une grande rigidité. Leur nombre est tel que la chorio-capillaire injectée et examinée à un faible grossissement paraît uniformément rouge. Le diamètre de ces vaisseaux est de 9 μ, tandis que les interstices qui les séparent ne mesurent que 1 μ.

A la partie la plus interne de la choroïde se trouve sa lame élastique. Identique pour l'aspect à la membrane de Descemet, elle appartient comme elle au groupe des membranes vitrées ou anhistes, et est revêtue à sa face interne d'une couche épithéliale. Sa minceur est très-grande, puisqu'elle dépasse à peine 1 μ; mais elle offre souvent des épaississements verruqueux qui, d'après Manz, seraient dus à une altération de l'épithélium.

Babuchin et Manz pensent que la couche épithéliale doit être rattachée à la rétine, et non à la choroïde. Cette opinion tend à prévaloir de plus en plus. La couche en question consiste en une rangée de cellules aplaties, assez régulièrement hexagonales, et pourvues d'un noyau arrondi, transparent. Les granulations pigmentaires brunes contenues dans la cellule forment une zone intermédiaire à son noyau et à sa partie périphérique. Ces granulations font défaut chez l'albinos, alors même que le stroma choroïdien peut être muni de pigment.

D'une manière générale, la structure des procès ciliaires

est la même que celle de la choroïde; mais elle en diffère à certains égards. A leur niveau, le stroma est presque exclusivement composé de tissu conjonctif, et les cellules à prolongements anastomosés deviennent rares. Les procès ciliaires sont riches en gros vaisseaux, et contiennent relativement peu de capillaires. La lame élastique de la choroïde, d'après Brücke et H. Müller, perd, à partir de l'ora serrata, ses caractères de membrane vitrée, et se confond plus ou moins avec le stroma de la région ciliaire. Enfin, on aperçoit, à ce niveau, une succession de plis transversaux, irréguliers, anastomosés entre eux, qui donnent aux procès ciliaires leur aspect ondulé caractéristique.

L'épithélium choroïdien lui-même, à partir de l'ora serrata, s'est modifié. Les cellules qui le composent sont devenues plus petites, plus arrondies, et elles forment plusieurs couches superposées. Elles sont tellement remplies de pigment, qu'au voisinage de l'iris le noyau ne se voit plus qu'avec difficulté.

Après avoir rappelé la structure de la choroïde, nous devons indiquer rapidement ses usages.

La choroïde, dont l'iris n'est qu'une dépendance, peut être considérée comme la membrane nourricière de l'œil. Pour s'en convaincre, il suffit de considérer sa richesse en vaisseaux et en nerfs, qui n'a d'égale dans aucune partie du corps. Des cellules nerveuses ganglionnaires, des cellules conjonctives et épithéliales en grand nombre, achèvent de faire de la choroïde et de ses dépendances un organe de nutrition et de sécrétion par excellence. On conçoit d'après cela quel rôle important elle joue dans la pathologie oculaire, et combien l'étude des choroïdites doit nous offrir d'intérêt.

Grâce à son appareil musculaire (muscle ciliaire), la choroïde a aussi une part prépondérante dans l'acte de l'accommodation. Mais c'est là un point de la physiologie de cette membrane qui se relie intimement à l'étude de l'accommodation, et qui, par suite, ne saurait trouver place ici.

DES INFLAMMATIONS DE LA CHOROÏDE OU CHOROÏDITES.

Après cet exposé des notions anatomiques et physiologiques qui ont trait à la choroïde, nous arrivons à l'étude des inflammations de cette membrane. Nous commencerons par l'irido-choroïdite ou cyclite. En effet, les relations étroites qui existent entre l'iris et la portion ·ciliaire de la choroïde expliquent comment la phlegmasie peut atteindre à la fois ces deux parties de la membrane vasculaire de l'œil. De plus, cette étude nous servira de transition entre la description de l'iritis et celle des choroïdites proprement dites.

De l'irido-choroïdite ou cyclite.

La cyclite peut se montrer comme suite de l'iritis, ou bien s'attaquer primitivement à la partie antérieure de la choroïde et au corps ciliaire, et ne s'étendre que secondairement à l'iris. Dans le premier cas, ce sont les symptômes de l'iritis qui dominent, tandis que si la maladie débute par la choroïde, l'inflammation de l'iris n'y intervient que pour une petite part, et comme lésion consécutive.

Quel qu'en soit le point de départ, l'irido-choroïdite peut revêtir trois formes différentes : *plastique, séreuse* et *parenchymateuse* ou suppurative.

1° Irido-choroïdite plastique.

Au début, cette affection se caractérise par une injection périkératique assez vive, par une augmentation de profondeur de la chambre antérieure, par des douleurs ciliaires avec exacerbations diurnes ou nocturnes, par la sensibilité de l'œil au toucher, surtout au niveau de la zone ciliaire (de Græfe). Plus tard, on voit apparaître un trouble filamenteux du corps vitré, et des exsudats plastiques dans le champ pupillaire. Quand l'inflammation est vive, on peut voir se former un hypopyon, souvent il apparaît brusquement, et se résorbe aussi vite. Il n'est pas rare non plus d'observer des opacités cristalliniennes dues en partie à des exsudats, en partie à une lésion de nutrition de l'organe. La consistance du globe oculaire se montre d'abord augmentée; mais peu à peu cette dureté fait place à un ramollissement qui devient parfois excessif.

Nous n'avons pas à revenir, à propos de la cyclite, sur les symptômes de l'iritis qui l'accompagne, les ayant suffisamment décrits en parlant de cette dernière maladie. Ajoutons comme dernier signe la diminution de l'acuïté et le rétrécissement du champ visuel avec ou sans scotomes.

2° Irido-choroïdite séreuse.

L'injection épisclérale est ici moins prononcée que dans la forme précédente; ce qui domine, ce sont les symptômes de l'iritis séreuse ou aquo-capsulite, combinés à ceux du glaucome subaigu. La face profonde de la cornée est le siége d'un fin piqueté produit par des dépôts plastiques, la chambre antérieure augmente de profondeur, l'œil devient dur, l'iris perd beaucoup de sa mobilité. Le pouvoir visuel est affaibli; on peut voir à cet égard se produire des fluctuations nombreuses en bien et en mal dans l'espace d'une même journée, ainsi que cela est noté dans une observation de Schiess-Gemuseus (1). Ce fait trouve son explication dans les variations qui surviennent dans la pression intra-oculaire.

Les terminaisons sont variables. Cette forme peut aboutir à l'iridochoroïdite suppurative, ou bien elle passe à l'état chronique et conduit par degrés à l'hydrophthalmie avec amincissement de la sclérotique et staphylome ciliaire; alors la papille s'excave, l'œil devient mou, et l'acuïté visuelle est presque nulle.

3° Irido-choroïdite parenchymateuse.

Lorsqu'elle ne commence pas par une iritis, cette forme peut se caractériser au début par une injection périkératique et par un chémosis léger. L'iris peut même demeurer normal jusqu'à ce qu'apparaisse un hypopyon qui peut se résorber et se reproduire à plusieurs reprises; enfin les signes d'iritis s'accentuent de plus en plus, la pupille devient trouble, le corps vitré se charge d'exsudats floconneux.

Causes. — Au nombre des causes de la cyclite il faut citer en première ligne l'existence des synéchies irido-capsulaires anciennes. Des synéchies antérieures, des enclavements de l'iris dans une plaie cornéale accidentelle ou chirurgicale peuvent produire à la longue le même résultat. Une cause non moins fréquente de cyclite réside dans un traumatisme avec présence de corps étrangers dans l'œil, tels que des grains de plomb, de poudre, des fragments de capsule, des copeaux de fer, etc.

Ces petits corps peuvent être longtemps tolérés sans ac-

____

(1) Schiess-Gemuseus, *Klinische Monatsblätter für Augenheilkunde*, 1870, p. 214.

cident; puis, tout à coup, au bout de plusieurs mois ou même de plusieurs années, ils révèlent leur présence par l'explosion des symptômes graves d'une irido-cyclite. Il faut citer encore parmi les corps étrangers un cristallin luxé ou blessé par traumatisme, un cristallin récliné par l'aiguille à cataracte, et venant se mettre en contact avec les procès ciliaires. Le cysticerque de l'œil et d'autres néoplasmes de la couronne ciliaire peuvent provoquer les mêmes accidents.

En règle générale, lorsqu'à la suite d'une blessure, le globe oculaire reste longtemps injecté, lorsqu'il est le siége de douleurs ciliaires violentes et répétées, s'exagérant par la pression, en même temps que la tension intra-oculaire reste exagérée, et que le bulbe diminue de volume, il faut songer à la présence possible d'un corps étranger.

Les blessures et les contusions même légères de la région ciliaire de la choroïde peuvent être suivies du développement d'une cyclite, surtout chez les individus prédisposés. Les perforations de la cornée, soit par traumatisme, soit à la suite d'ophthalmies purulentes ou phlycténulaires, donneront aussi parfois naissance aux formes plastique et suppurative de la maladie.

Des causes générales, telles que la syphilis, la scrofule, l'arthritisme peuvent provoquer le développement de l'irido-choroïdite plastique ou séreuse. Chose digne de remarque, cette affection se montre assez fréquemment chez les femmes à l'époque de la ménopause. L'hérédité paraît jouer aussi un certain rôle dans l'étiologie. Enfin, d'après Hasner, les yeux fortement pigmentés seraient plus exposés que les autres.

Anatomie pathologique. — L'anatomie pathologique de la cyclite a été faite sur des yeux énucléés, c'est-à-dire à une époque avancée de la maladie. C'est ce qui explique la complexité des lésions signalées par les auteurs. Schweigger (1) a trouvé dans le cercle ciliaire des globules purulents. II. Müller (2) insiste sur la présence de masses néoplasiques réticulées dans la choroïde, avec des excroissances verruqueuses de la lame élastique de cette membrane. La choroïde a été trouvée décollée, couverte de plaques hémorrhagiques et privée par places de son pigment. La rétine peut être également décollée et, dans ces cas, l'on voit parfois un liquide séreux, chargé de globules de sang, de globules de pus et même de paillettes de cholestérine, interposé entre cette membrane et la choroïde ou bien entre la choroïde et la sclérotique (Galezowski) (3). Sur un œil atteint d'hydrophthalmie, Schiess-Gémuseus a rencontré des exsudats plastiques membraniformes et des globules de pus dans toute l'étendue du corps ciliaire.

Dans un cas d'irido-choroïdite consécutive à une plaie du corps ciliaire avec inflammation sympathique de l'autre œil, Czerny (4) insiste sur la production d'adhérences entre la choroïde et la rétine. L'auteur a vu dans ce point un réseau vasculaire de nouvelle formation, faisant communiquer les vaisseaux de la choroïde avec ceux de la rétine. Ces adhérences pourraient rendre compte de la non-production d'un décollement rétinien dans certains cas de choroïdite purulente généralisée.

Bolling Pope (5), en disséquant un œil atteint d'irido-

(1) Schweigger, *Archiv für Ophthalmologie*, t. VI, p. 145 et 267.
(2) H. Müller, *ibid.*, t. IV, p. 377.
(3) Galezowski, *Traité des maladies des yeux*, 2o édition, p. 748. Paris, 1875.
(4) V. Czerny, *Bericht über die Augenklinik der Wiener Universität*, 1867
(5) Bolling Pope, *Ophthalmic Hospital Reports*, 1864, p. 68.

choroïdite syphilitique, a trouvé la chambre antérieure effacée, l'iris adhérent à la cornée, le muscle ciliaire aplati,
contenant de grandes cellules embryoplastiques; enfin, entre
la choroïde décollée et la sclérotique, il y avait des leucocytes
et des amas de petites cellules ovales finement granuleuses,
interposées à un grand nombre de fibres entre-croisées en
tous sens.

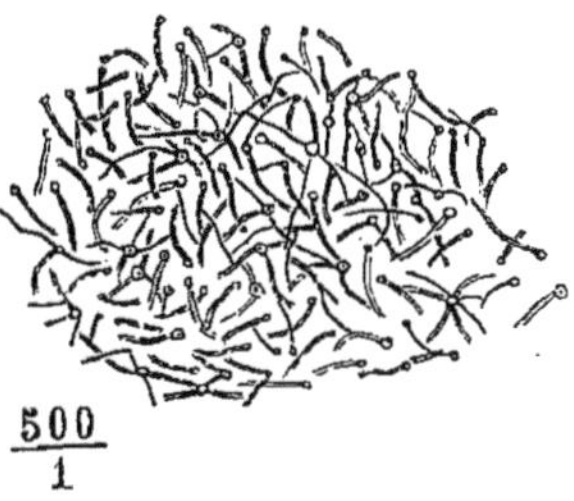

Fig. 4. — Irido-cyclite traumatique. — Réticulum lymphoïde siégeant entre
la choroïde et la sclérotique.

Nous-même, dans un cas d'irido-cyclite traumatique (fig. 4),
terminé par une choroïdite suppurée, nous avons trouvé
entre la choroïde et la sclérotique une couche épaisse d'un réseau comme lymphoïde, tout à fait analogue au tissu dans lequel s'était transformé le corps vitré tout entier. En certains
points de l'épaisseur de la choroïde, ce tissu réticulé était
entremêlé aux éléments pigmentaires du stroma choroïdien.

Diagnostic. — Lorsque la cyclite succède à l'iritis, le diagnostic se fonde sur la durée beaucoup plus longue de la
maladie, sur la répétition des attaques, sur la production de
synéchies postérieures nombreuses et étendues, qui finissent
par obstruer la pupille. On s'appuie également sur le refoulement de l'iris en avant avec production de bosselures;
enfin et surtout, sur les altérations de nutrition du bulbe,
caractérisées par sa dureté ou sa mollesse plus grande, par

la diminution ou, plus rarement, par l'augmentation de son volume.

Dans les cas où la cyclite est primitive, l'injection péri-kératique, les douleurs ciliaires vives, exaspérées par des pressions au pourtour de la cornée, l'augmentation de volume de l'humeur aqueuse, l'exagération de la tension intra-oculaire, le trouble filamenteux du corps vitré, la réduction de l'acuïté visuelle, sont autant de signes qui permettront d'établir le diagnostic. D'ailleurs les symptômes de l'iritis, synéchies postérieures, exsudats plastiques ou purulents, ne tardent pas à se montrer et à compléter le tableau de la maladie.

Seul le glaucome aigu pourrait au premier abord en imposer pour une cyclite. Mais la dilatation avec immobilité de la pupille propre à cette affection, l'absence de toute synéchie irienne, et les signes fournis par l'ophthalmoscope (excavation glaucomateuse de la papille) permettront de distinguer nettement ces deux affections.

J. Samelsohn (1) a cherché à séparer de la forme ordinaire de la cyclite une variété particulière qu'il considère comme non inflammatoire, et qu'il rattache à un trouble vaso-paralytique du corps ciliaire. Il appuie son opinion sur l'absence de toute altération apparente de l'iris, de la pupille et des milieux transparents de l'œil. L'existence d'une injection péri-kératique profonde, d'une photophobie intense, et de douleurs ciliaires intolérables caractériserait seule la lésion. Tous les moyens antiphlogistiques, les narcotiques, le sulfate de quinine, ont échoué entre les mains de l'auteur; ce

____

(1) J. Samelsohn, *Ueber vasomotorische Störungen des Auges (Cyclitis vaso-motoria)*. (*Archiv für Ophthalmologie*, Bd. XXI, p. 29-99, année 1875.)

n'est qu'au bout de plusieurs jours que la maladie a cédé spontanément, en même temps qu'apparaissait une éruption herpétique sur la face et sur le cuir chevelu.

Pronostic. — Dans les formes plastiques, parenchymateuses et suppuratives, le pronostic est plus grave que dans la forme séreuse. Toutes choses égales d'ailleurs, l'irido-cyclite traumatique, qui succède à une blessure de l'œil, ou à l'opération de la cataracte par extraction, est de beaucoup la plus grave, et se termine par la choroïdite suppurative (panophthalmie).

Dans l'irido-choroïdite purulente, qui complique souvent la méningite cérébro-spinale épidémique, l'œil ne tarde pas à se perdre par suite de la suppuration qui s'étend à toute la choroïde. On trouve alors une prolifération énorme des cellules du corps vitré, et un épanchement séro-sanguinolent d'abord, puis purulent, entre la rétine décollée et la choroïde.

Plus la maladie dure, plus l'œil se trouve réduit dans son volume et plus le pronostic devient grave.

Traitement. — Quant au traitement, il est le même pour l'irido-choroïdite plastique que pour l'iritis plastique. En cas de synéchies multiples et qui résistent à l'action de l'atropine, il faut, sans perdre de temps, pratiquer une large iridectomie, qu'on devra renouveler si la première était insuffisante. Si la maladie est déjà ancienne, s'il y a une occlusion complète de la pupille avec atrophie commençante du globe, les adhérences sont souvent trop étendues et trop résistantes pour céder à la traction de la pince. En supposant même qu'en pareil cas l'on parvienne à détacher et à exciser un petit lambeau d'iris, on rencontre un cristallin opaque, recouvert de couches pigmentaires et néo-plastiques nombreuses. Et quand bien même le cristallin aurait conservé sa transparence, il est à craindre que des tractions aussi violentes exercées sur les synéchies irido-capsulaires ne déterminent une rupture de la cristalloïde antérieure, et, par suite, une cataracte traumatique.

La situation, comme on le voit, est pleine de dangers; pour en triompher, de Græfe (1), le premier, a proposé de pratiquer en même temps que l'iridectomie, l'extraction du cristallin et des néo-membranes qui en tapissent la surface.

Les adhérences solides de l'iris à la capsule, et le peu de profondeur de la chambre antérieure peuvent créer dans ces cas de grandes difficultés opératoires. Aussi de Græfe conseille-t-il, imitant en cela la pratique de Wenzel pour les cataractes adhérentes, de traverser en même temps l'iris et la cornée. Grâce à ce procédé, on peut ensuite, à l'aide de pinces dont une branche est portée en avant et l'autre en arrière de l'iris, attirer au dehors un lambeau suffisant de cette membrane, et l'exciser. Sinon, l'excision se pratique à l'aide de deux incisions obliques faites avec des ciseaux fins (ceux de Critchett, de Mac Dowel ou de Liebreicht), introduits dans l'œil; on procède ensuite à l'extraction du cristallin.

En général, les suites de l'opération sont peu graves, surtout si l'on a eu le soin d'attendre pour opérer que tout signe d'inflammation aiguë fût dissipé. Malheureusement le résultat final est rarement bien satisfaisant, par suite de la difficulté qu'on éprouve à débarrasser complétement l'œil des masses corticales molles du cristallin, et des exsudats

(1) Von Græfe, *Archiv für Ophthalmologie,* t. VI, p. 97.

plastiques qui souvent encombrent la brèche faite à l'iris. De nouvelles opérations complémentaires peuvent alors devenir nécessaires, mais sans permettre encore d'espérer un heureux succès. On le voit, en présence de résultats aussi peu encourageants, une grande réserve est imposée aux chirurgiens.

Au début de la cyclite, surtout lorsqu'elle revêt la forme séreuse, si la tension intra-oculaire est augmentée, si l'on ne parvient pas à l'aide des moyens ordinaires à calmer les violentes souffrances du malade, on se trouvera bien de la paracentèse de l'œil préconisée par Spérino. C'est ainsi que, dans deux cas, Junge (1) dit avoir réussi, à l'aide de paracentèses répétées, à arrêter les progrès de l'irido-choroïdite, et même à améliorer la fonction visuelle. — Rosmini (2), de son côté, a eu recours à la paracentèse dans deux cas de cyclite aiguë non spécifique, sans complication d'iritis. La photophobie, les douleurs, la photopsie et l'œdème des paupières allaient en augmentant ; déjà le malade n'apercevait plus que vaguement les ombres des objets, quand l'opération fut pratiquée. Le succès fut complet ; après une vingtaine d'évacuations de l'humeur aqueuse, la pression intra-oculaire notablement augmentée, était revenue à son état normal.

Comme il restait encore une infiltration de la cornée et un peu d'hypopyon, l'auteur fit à la tempe une injection de calomel ; il se forma en ce point un abcès qu'on ouvrit au bout de dix jours. Bref, vingt-cinq jours après le début du mal, la guérison était complète, et l'acuïté visuelle était redevenue normale.

---

(1) Junge, *Klinische Monatsblätter für Augenheilkunde*, 1868.
(2) Rosmini, *Annali di oftalmologia*, 1872.

Dans l'irido-choroïdite purulente, dont les suites sont généralement graves, le traitement doit être très-actif; on l'appliquera dès le début, et l'on en variera la forme suivant les cas.

Lorsque la cause du mal réside dans une blessure de l'œil avec enclavement de l'iris, il faut pratiquer l'excision de la partie de l'iris herniée, qui presque toujours résiste aux divers moyens employés pour la réduire, tels que refoulement à l'aide d'un stylet, frictions douces sur l'œil, collyre à l'ésérine, etc.

Si un corps étranger est resté dans l'œil, s'il s'agit d'un cristallin récliné, il faut avant tout procéder à l'extraction du corps irritant, sans quoi tous les moyens employés demeureront inutiles.

. Dans les premiers moments, on réussit parfois à empêcher la suppuration de s'étendre en faisant des applications de glace sur l'œil; en même temps on aura recours à des saignées locales abondantes, et aux mercuriaux administrés à l'intérieur. Ces moyens seront surtout utiles chez des sujets jeunes et vigoureux. Chez les personnes âgées, cacochymes ou épuisées, chez lesquelles le mal prend une marche atonique, on remplacera avec avantage les réfrigérants et les antiphlogistiques, par l'application réitérée de compresses chaudes et par les toniques joints à un régime analeptique. Malgré tous ces soins, trop souvent, surtout lorsqu'il s'agit d'un traumatisme accidentel ou chirurgical, la suppuration se généralise à toute l'étendue de la choroïde, et aboutit à une panophthalmie destructive et irrémédiable.

La seule ressource vraiment utile en pareil cas, sera de procéder à la résection ou à l'énucléation totale du globe, pour faire cesser les souffrances, et empêcher l'inflammation de se propager dans l'orbite et parfois jusque dans le crâne. Par là enfin on empêchera l'œil malade de retentir sympathiquement sur son congénère.

SIXIÈME LEÇON

SOMMAIRE. — Ophthalmie sympathique; historique; causes; formes; mode de propagation traitement. — Des choroïdites. Leurs causes, leurs variétés et leurs complications.

Après l'étude de la cyclite se place naturellement celle de l'ophthalmie sympathique; car c'est le plus souvent sous forme d'iridochoroïdites ou cyclites que se présentent les manifestations sympathiques.

Le fait qu'un œil malade peut réagir défavorablement sur son congénère est connu depuis longtemps déjà. C'est à lui que faisaient allusion les anciens sous la dénomination vague de *consensus oculorum*. Toutefois c'est à Mackenzie (1) que sevient l'honneur d'avoir, dès 1844, appelé l'attention des chirurgiens sur l'ophthalmie sympathique, et d'en avoir retracé l'histoire.

Avant Mackenzie, on avait publié quelques observations que nous ne ferons que citer. Il y en a quatre en tout : l'une de Saint-Yves (2), très-écourtée, et les trois autres de Demours (3), dont deux sont très-complètes. — Ajoutons que Bérard (4), en parlant des suites de l'opération de la cata-

(1) *Traité des maladies des yeux*, traduit par Warlomont et Testelin, t. II, p. 117-130, et t. III, p. 379-390.

(2) Saint-Yves, *Nouveau Traité des maladies des yeux*. Paris, 1722, p. 261.

(3) Demours, *Traité des maladies des yeux*, t. II, Paris, 1818, p. 491, 500 504.

(4) Bérard, *Annales d'oculistique*, t. XI, p. 179.

racte, fait observer que celle-ci peut compromettre parfois
aussi l'œil sain. A l'appui de son assertion, il cite, d'après
Cloquet, l'exemple d'un jeune homme qui devint aveugle à
la suite de l'opération de la cataracte pratiquée sur un seul
œil; la vision ne se rétablit pas de ce côté, et l'œil sain fut
pris d'accidents graves qui en amenèrent la fonte purulente.

L'auteur qui, avant Mackenzie, eut une conception vraiment exacte de l'ophthalmie sympathique, est Himly (1). Voici
comment il s'exprime à ce sujet : « Il existe une ophthalmie
sympathique particulière, qui probablement est causée par
une névrite propagée. Un coup ou une blessure pénétrante et
profonde de l'œil, et qui a produit dans cet œil une inflammation générale, amène à la suite de cette inflammation une affection semblable et délétère de l'autre œil non blessé. Cela
arrive parfois, alors même que l'œil blessé a été perdu depuis longtemps et qu'il est devenu un moignon cicatriciel. »

Après avoir exposé diverses hypothèses sur le mode de
propagation de la phlegmasie d'un œil à l'autre, Himly
ajoute : « Le pronostic de la maladie sympathique est très-
grave, et il devient indispensable de ménager complétement
le deuxième œil pendant plusieurs mois après la blessure. »

Depuis le travail de Mackenzie, l'attention a été définitivement fixée sur l'ophthalmie sympathique, et des publications
nombreuses ont paru sur ce sujet. Pour ne parler que des
principales, nous signalerons : le travail de Pritchard (2), qui
le premier a insisté sur la nécessité d'énucléer l'œil blessé;
celui de Taylor (3) qui conclut en faveur de la même opéra-

<hr>

(1) *Die Krankheiten und Missbildungen der menschlichen Augen*, Berlin
1843, B. I, p. 450.
(2) Pritchard, *Association med. Journal*, 1854.
(3) Taylor, *Annales d'oculistique*, t. XXXIV, p. 256.

tion; la thèse très-bien faite de Brondeau (1), dans laquelle il a réuni plusieurs observations et où il distingue deux séries d'affections sympathiques de l'œil, les inflammations d'une part, les troubles fonctionnels d'autre part. Citons encore deux articles de von Græfe (2) dans lesquels l'auteur insiste sur un signe important de la maladie : la sensibilité au toucher de la région ciliaire; il propose en même temps de substituer, dans certains cas, à l'énucléation la section des nerfs ciliaires. Il existe enfin sur le même sujet un travail important de Mooren (3), qui, d'après un grand nombre d'observations, cherche à établir la fréquence des cas où le mal ne reconnaît pas pour cause le traumatisme.

C'est presque toujours sous forme d'irido-cyclite, avons-nous dit, que se montre l'ophthalmie sympathique, et la variété le plus fréquemment observée est celle dite plastique, plus rarement la forme séreuse. Rheindorf (4) est le premier qui ait parlé d'une irido-kératite sympathique; de Græfe (5), à son tour, a signalé la rétino-choroïdite sympathique; enfin Galezowski (6) parle de kératite interstitielle reconnaissant la même origine. Toutefois la réalité de ces dernières manifestations sympathiques mérite encore confirmation.

Les affections qui retentissent le plus souvent d'un œil sur l'autre sont d'ordre traumatique. C'est surtout dans les

<hr>

(1) Brondeau, *Des affections sympathiques de l'un des yeux à la suite d'une blessure de l'autre*, thèse de Paris, 1858.

(2) De Græfe, *Archiv für Ophthalm.*, III. p. 442, et XII, p. 100-127.

(3) Mooren, *Ophthalmiatrische Beobachtungen*, Berlin, 1867.

(4) Rheindorf, *Sur l'ophthalmie sympathique. (Bulletin médical du nord de la France*, Lille, 1865.)

(5) De Græfe, *Archiv für Ophthalmologie*, Band, XII, p 171.

(6) Galezowski, *Traité des maladies des yeux*, 1875, p. 753.

blessures qui intéressent le corps ciliaire et l'iris, et en particulier lorsqu'un corps étranger est resté dans l'œil, qu'on
doit craindre le développement de l'ophthalmie sympathique.
Elle se montre, soit dans les six premières semaines qui
suivent l'accident, soit plus tard, lorsque l'œil primitivé-
ment lésé est déjà atrophié. Outre les corps étrangers venus
du dehors, nous devons signaler encore comme cause très-
fréquente de l'irido-choroïdite sympathique le cristallin
abaissé. C'est ainsi que, sur 37 cas d'irido-cyclite maligne,
Mooren (*loco cit.*) n'en compte pas moins de 7 qui sont dus à
l'abaissement du cristallin. Le prolapsus avec enclavement
de l'iris, l'iridodésis vantée par Stefen (1), et, en général,
toutes les causes d'irritation continue de l'iris et du corps
ciliaire, deviennent fréquemment le point de départ de la
maladie.

Des dépôts calcaires, des ossifications de l'intérieur de
l'œil, et en particulier de la choroïde, peuvent, à un moment
donné, déterminer l'ophthalmie sympathique. C'est ainsi
que des yeux perdus depuis de longues années finissent par
devenir la cause de la destruction de l'autre œil.

Ce que nous disons de ces productions morbides s'applique
en partie à divers néoplasmes développés dans l'intérieur de
l'œil, tels que les sarcomes de la choroïde. La présence de
la tumeur devient surtout nuisible lorsqu'elle arrive, par
son contact, à irriter l'iris et les procès ciliaires, et qu'elle
provoque une augmentation de la tension intra-oculaire,
accompagnée de douleurs ciliaires violentes.

Taylor (2) est le premier qui ait publié des exemples

(1) Stefen, *Archiv für Ophthalmologie*, X, p. 128.
(2) Taylor, *Ophthalm. Beobachtungen*, Berlin, 1867, p. 158.

d'ophthalmie sympathique **non traumatique, ou spontanée.**
Ce fait, ainsi que l'observe l'auteur, présente une grande
importance. Il démontre, en effet, que, dans les cas d'origine traumatique, ce n'est pas la blessure en elle-même, mais
bien les altérations morbides consécutives, qui provoquent
les symptômes fâcheux sur l'autre œil.

Laqueur (1) est d'avis toutefois que Mooren et d'autres
auteurs ont un peu exagéré la fréquence des formes non
traumatiques de la maladie. Pour lui, l'étude de l'ophthalmie sympathique devra viser surtout les cas traumatiques
qui seuls ne peuvent prêter à contestation.

Diverses causes accidentelles peuvent agir pour accélérer
le développement des manifestations sympathiques. Toutes
se réduisent à peu près à la fatigue des yeux. Aussi devra-
t-on continuer à exercer une certaine surveillance sur tout
malade qui aura subi une blessure de l'œil, afin de parer
dès le début aux accidents qui pourraient se produire.

L'âge et l'état de la constitution ne sont pas sans avoir une
certaine influence. Rare chez les enfants, l'ophthalmie sympathique est beaucoup plus à craindre chez les adultes et
surtout chez les vieillards. Une constitution débile, l'alcoolisme, la misère et les privations de toute sorte, constituent
autant de conditions fâcheuses.

Telles sont les causes de l'ophthalmie sympathique; nous
devons nous demander maintenant quelle voie suit l'excitation morbide pour se transmettre ainsi d'un œil à l'autre.

Mackenzie et Himly ont admis la propagation possible de
la lésion par les vaisseaux sanguins, et surtout par les nerfs

____

(1) L. Laqueur, *Sur les affections sympathiques de l'œil*, thèse de Paris, 1869,
p. 47.

de l'œil (optique, trijumeau, oculo-moteur). Quant au centre réflecteur du processus morbide, ils pensent que ce doit être le chiasma, et, dans d'autres cas, l'encéphale lui-même. On le voit, toutes ces explications sont assez vagues.

Contrairement à l'opinion de Mackenzie, l'ophthalmoscope est venu démontrer que l'ophthalmie sympathique ne débute jamais par la rétine. On connaît, d'autre part, des cas où la maladie s'est montrée alors que déjà le nerf optique de l'œil primitivement lésé, avait subi la dégénérescence fibreuse; ce qui rend fort douteuse la propagation de l'inflammation par une pareille voie. Ajoutons à cela que l'examen du nerf optique fait sur les yeux énucléés, n'a jamais démontré d'altération inflammatoire du tissu de ce nerf.

Déjà Mackenzie lui-même avait songé à incriminer les nerfs ciliaires. Mais c'est H. Müller (1) qui le premier, disséquant un œil atrophique, prouva anatomiquement que, de tous les nerfs, les moins altérés, et par conséquent les plus aptes à conduire l'incitation morbide d'un œil à l'autre, étaient les nerfs ciliaires. De leur côté, Pagenstecher (2) et Czerny (3) sont arrivés à des résultats tout à fait semblables.

La clinique pouvait du reste nous faire soupçonner ce dernier mode de propagation. C'est en effet, comme l'a montré de Græfe, lorsque l'œil blessé ou primitivement malade devient le siége de violentes douleurs au niveau de la région ciliaire, qu'on doit craindre surtout l'ophthalmie sympathique.

Citons enfin comme preuves de cette opinion les belles

(1) H. Müller, *Archiv für Ophthalm.*, IV, p. 367.
(2) Pagenstecher, *Klin. Beobachtungen*, Wiesbaden, 1862, p. 75.
(3) Czerny, *Bericht über die Wiener Augenklinik*, 1867, p. 181.

expériences de Magendie, Cl. Bernard, von Hippel et Grün-hagen sur les troubles nutritifs qui accompagnent l'irritation ou la section de la cinquième paire et de sa branche ophthalmique. (Voyez nos leçons sur les kératites.)

Nous ne ferons point ici la description des symptômes de l'ophthalmie sympathique. Ils ne sont autres en effet que ceux que nous avons énumérés en parlant de l'irido-cyclite plastique primitive.

La seule différence qu'il y ait à signaler, c'est la rapidité de la marche qui, en moins de trois semaines, peut conduire à une cécité absolue, en dépit de tous les moyens médicaux employés.

Les seuls moyens vraiment efficaces dans le traitement de l'ophthalmie sympathique sont empruntés à la médecine opératoire. Nous allons les passer successivement en revue.

Wardrop (1), le premier, eut l'idée de détruire l'œil primitivement malade pour sauver l'autre. Il imitait en cela la pratique de certains vétérinaires de son temps qui cherchaient à prcvoquer la fonte de l'œil devenu malade le premier, en interposant entre les paupières des morceaux de chaux vive.

Expérimentant sur les animaux, il se borna à inciser la cornée et à faire sortir à travers la plaie le cristallin et une partie du corps vitré. Il affirme avoir réussi de la sorte à sauver le second œil, aussi n'hésite-t-il pas à considérer cette opération comme applicable à l'homme. Cette idée fut réalisée pour la première fois avec un plein succès par Barton (2) dans des cas de plaies par éclat de capsule fulminante.

____

(1) Wardrop, *Morbid anatomy of the human Eye*, vol. II, p. 159. London, 1819.

(2) Barton, *London medical Gazette*, vol. XXI, p. 175.

Taylor (1), dans huit cas terminés heureusement, se contenta de pratiquer l'ablation de la cornée seule. Walton (2) fit la résection de toute la moitié antérieure de l'œil.

Enfin Pritchard (3), le premier, proposa l'énucléation totale de l'œil comme moyen de traitement de l'inflammation sympathique; et il fut suivi dans cette voie par beaucoup d'auteurs.

Cette opération, très-rationnelle, puisqu'elle supprime la cause première du mal, sans avoir réalisé toutes les espérances qu'elle avait fait naître, n'en est pas moins une des ressources les plus puissantes de la thérapeutique dans le traitement de l'ophthalmie sympathique.

D'accord avec Laqueur, nous pensons que les résultats qu'elle a fournis peuvent être classés comme il suit :

Contre les troubles fonctionnels, tels que le larmoiement, la photophobie, le spasme ou la parésie de l'accommodation, l'énucléation constitue le moyen efficace par excellence.

Dans les trois cas d'irido-kératite sympathique signalés par Rheindorf (*loco citato*), et dans les deux cas de kératite interstitielle relatés par Galezowski, cette opération paraît avoir enrayé la marche envahissante de la maladie.

Dans l'irido-cyclite séreuse, les résultats, généralement moins bons, n'ont été complets que dans un petit nombre de cas. Toutefois, la plupart du temps on parvient à enrayer la marche de l'inflammation, ce qui est un résultat important, puisque, abandonnée à elle-même ou traitée médicalement, la maladie doit nécessairement s'aggraver.

Dans l'irido-cyclite plastique, qui constitue la forme la

(1) Taylor, *Annales d'oculistique*, t. XXXIV, p. 256.
(2) Walton, *The Lancet*, 1858, p. 97.
(3) Pritchard, *Assoc. med. Journal*, 1854.

plus fréquente des inflammations sympathiques, les insuccès deviennent la règle, et les bons résultats ne sont plus que l'exception. Les chances très-problématiques de l'opération diminuent, du reste, à mesure que l'affection est plus ancienne et plus profonde.

D'où la nécessité de recourir le plus vite possible en pareil cas à l'énucléation. Le parti le plus sage est même de la pratiquer d'une manière préventive, alors que l'autre œil est encore exempt de toute manifestation inflammatoire sympathique. C'est ce qui a été conseillé par Derby (1), par Critchett, par Warlomont et Testelin (2), par Hirschberg (3) et par d'autres encore.

La section des nerfs ciliaires, proposée par de Græfe et pratiquée par Ed. Meyer (4), par Laurence, de Londres (5) et par Secondi de Gênes (6), n'a été suivie de succès que dans les cas où il s'agissait d'arrêter des troubles nerveux sympathiques, sans irido-cyclite proprement dite. Meyer veut qu'on ne l'applique à l'œil primitivement affecté que lorsque déjà celui-ci a perdu toute puissance visuelle. Quant à l'œil devenu malade par sympathie, nous pensons que la névrotomie n'est indiquée que si, après l'énucléation du premier œil, les troubles inflammatoires, loin d'être enrayés, continuent leur marche ascendante.

Voici, du reste, comment cette opération, que nous envisageons plutôt comme une paracentèse sclérotidienne, est

(1) Derby, *Annales d'oculistique,* t. LIV, p. 234.

(2) Warlomont et Testelin, in Mackenzie, *loc. cit.*, t. III, p. 382.

(3) Hirschberg, *Beiträge zur praktischen Augenheilkunde.* Berlin, 1876, p. 15-19.

(4) Meyer, *Annales d'oculistique*, t. VIII, p. 129.

(5) Laurence, *The Lancet*, 1869.

(6) Secondi, *Giornale di oftalmologia Italiano*, 1869.

décrite par Meyer : « Étant donnée la région douloureuse au
toucher, où la section des nerfs ciliaires doit être pratiquée,
on y soulève un pli de la conjonctive, comme dans l'opération du strabisme, et on l'incise; puis, pénétrant avec la
pointe de ciseaux mousses entre la conjonctive et la sclérotique, on débride, dans la direction et dans l'étendue exi-
gées par l'opération, le tissu cellulaire qui unit les deux
membranes. On introduit alors un crochet à strabisme sous
celui des muscles droits qui est le plus rapproché de l'incision, et on arrive ainsi à fixer l'œil, tandis qu'en même
temps on détermine l'endroit de l'insertion du tendon que
l'on doit ménager. Le crochet étant tenu de la main gauche,
on ponctionne la sclérotique dans la région ciliaire, obliquement à sa surface, avec le couteau étroit de Græfe, et de
manière à éviter le cristallin.

» La contre-ponction se fait de telle façon que, la section
terminée, on ait une plaie linéaire parallèle à la cornée, et
dans laquelle le corps vitré se présente immédiatement. On
retire enfin le crochet avec précaution et l'on ramène la conjonctive vers la cornée.

» La réaction après l'opération est très-modérée et ne
demande pas d'autres soins que le repos, des injections sous-
cutanées de morphine à la tempe, en cas de douleur et d'insomnie, et le bandage compressif. »

L'iridectomie a été tentée sur l'œil sympathiquement
affecté, mais avec peu d'avantage, et seulement dans les cas
d'iritis séreuse.

Dans la forme plastique de la maladie, non-seulement elle
manque son effet utile, mais, d'après la remarque de Critchett, elle peut aggraver le mal.

Des choroïdites.

Nous arrivons maintenant à l'étude des inflammations de la choroïde elle-même. Leur connaissance présente une grande importance; en effet, la choroïde, pourvue de vaisseaux et de nerfs abondants, constitue le terrain commun d'où naissent et dans lequel se propagent un grand nombre des lésions phlegmasiques de l'œil. De là le rôle considérable que jouent les choroïdites dans la pathologie du globe oculaire.

Les phlegmasies dont la choroïde peut être le siége sont loin de présenter toutes les mêmes caractères. Parfois elles offrent une intensité très-grande, et une marche presque foudroyante, comme on le voit dans la choroïdite purulente; d'autres fois, elles sont peu accusées, et mettent des mois et même des années pour parcourir leurs divers stades. Enfin il est des cas où les signes de la maladie sont si peu marqués qu'il est presque permis de mettre en doute la nature inflammatoire des lésions choroïdiennes observées pendant la vie à l'ophthalmoscope, ou rencontrées après la mort. La choroïdite affecte alors une marche fort longue, et procède en quelque sorte d'une façon latente.

Comme l'iritis, les choroïdites reconnaissent surtout des causes prédisposantes, et celles-ci sont essentiellement d'ordre constitutionnel et diathésique. A part la choroïdite traumatique, dans toutes les autres variétés, les causes extérieures, telles que le froid, le chaud, ne jouent que le rôle de causes adjuvantes, dont l'effet serait peut-être nul, sans une disposition individuelle préexistante.

Parmi les causes prédisposantes, nous devons signaler tout d'abord l'âge. Certaines choroïdites, telles que la choroïdite myopique par exemple, se montrent de préférence chez les adolescents, tandis que d'autres, en plus grand nombre, sont l'apanage de l'âge mûr et de la vieillesse. Le sexe ne paraît pas non plus indifférent. C'est ainsi que la choroïdite glaucomateuse, entre autres, semble affecter une certaine prédilection pour le sexe féminin. La ménopause, ou âge critique, constitue une prédisposition évidente signalée par tous les auteurs.

L'hérédité joue un rôle moins prononcé peut-être, mais qui ne saurait être mis en doute, ainsi que le prouvent un certain nombre d'observations authentiques où l'on voit la choroïdite sévir sur plusieurs membres d'une même famille.

La conformation anatomique de l'œil n'est pas non plus sans influence sur le développement de la choroïdite et sur la forme particulière que revêt la maladie. Chacun sait que les yeux myopes offrent très-souvent des signes de choroïdite postérieure, tandis que le glaucome, qui paraît avoir plus particulièrement pour siége le tractus uvéal, se montre de préférence sur des yeux hypermétropes. Le fonctionnement exagéré de l'œil, l'application accordée à des objets fins et mal éclairés, semblent contribuer puissamment à développer et à exagérer certaines formes de choroïdite. Tel est, en particulier, le cas de la choroïdite myopique ; et cela se conçoit aisément puisqu'à chaque effort d'accommodation il se fait une dépense d'action musculaire, tant de la part du muscle ciliaire, que de la part des muscles de la convergence. Or, chacun sait que toute contraction musculaire entraîne après elle une turgescence des vaisseaux de la région et une aug-

mentation de chaleur, sans parler d'une légère exagération
de la tension intra-oculaire.

Les causes prédisposantes que nous venons d'énumérer ne
peuvent, avons-nous dit, concourir à provoquer le développement d'une choroïdite, sans que la plupart du temps des
influences diathésiques ou constitutionnelles préexistent.
Parmi ces causes nous signalerons la syphilis et l'arthritisme; c'est à tort, croyons-nous, que ce dernier élément a
été mis en doute, et par arthritisme nous n'entendons pas
parler du rhumatisme aigu ni même de la goutte franche.
Nous avons en vue cette forme de rhumatisme qui s'observe
de préférence chez les personnes âgées, et qui est désignée
sous les noms de rhumatisme noueux, d'arthrite sèche ou
d'arthrite déformante. Ce genre d'arthropathies que nous
avons souvent constaté à l'état héréditaire, affecte de préférence des individus mal nourris, soumis à des privations de
toutes sortes, habitant des lieux malsains ou humides, et
qui font habituellement des excès de boissons alcooliques.
On sait que l'athérome artériel se montre fréquemment dans
les mêmes conditions. Il n'est pas étonnant dès lors que la
choroïde, membrane essentiellement vasculaire, éprouve
dans ce cas des troubles circulatoires et trophiques ayant
l'inflammation pour base et aboutissant à des altérations profondes de son tissu.

Variétés et complications des choroïdites. — Parmi les
inflammations de la choroïde, les unes se localisent sur un
seul point de cette membrane; ce sont les choroïdites cir-
conscrites, distinguées elles-mêmes en antérieures et postérieures; d'autres s'étendent par foyers multiples; ce sont les
choroïdites disséminées ou en nappe, choroïdites généra-

lisées. Il n'est pas rare de voir le processus inflammatoire dépasser les limites de la choroïde pour gagner les procès ciliaires, l'iris, la sclérotique, le tissu épiscléral, et jusqu'à la cornée. Dans les cas graves, lorsqu'il survient une suppuration de la choroïde, la conjonctive et le tissu cellulo-graisseux de l'orbite lui-même peuvent prendre part à l'inflammation. On a alors affaire à une panophthalmie, compliquée ou non d'un phlegmon orbitaire.

La nutrition des milieux transparents de l'œil étant sous la dépendance manifeste de la choroïde, il est fréquent de voir survenir, à la suite de l'inflammation de cette membrane, des troubles profonds dans la constitution de ces milieux. C'est ainsi que le synchisis (trouble avec ramollissement du corps vitré), la cataracte et l'hypopyon, peuvent se montrer ensemble ou isolément, comme complications de certaines variétés de choroïdite.

Des distinctions ont été établies dans l'étude des choroïdites, d'après le siége anatomique de la lésion, la nature intime du processus morbide, et le mode de terminaison de la maladie.

Lorsque la phlegmasie siége de préférence du côté du tractus uvéal, espèce de tunique séreuse de la choroïde, on observe une hypersécrétion des liquides de l'œil, et, comme conséquence de cet état, une augmentation, temporaire ou permanente, de la tension intra-oculaire. Suivant qu'alors les enveloppes de l'œil cèdent ou non à la pression intérieure, on a soit une hydrophthalmie simple, soit un glaucome. C'est cette forme qui a été désignée sous le nom de choroïdite séreuse.

Que si, au contraire, l'inflammation attaque de préférence

le stroma de la choroïde, la maladie revêt alors soit la forme plastique, soit la forme suppurative. La première de ces variétés peut aboutir à l'atrophie du tissu choroïdien ; on lui donne alors le nom de choroïdite atrophique.

Ici s'arrêtent les quelques généralités que nous voulions présenter au sujet des choroïdites envisagées dans leur ensemble ; nous renvoyons pour les détails à la description que nous ferons de chaque forme en particulier.

SEPTIÈME LEÇON

Sommaire. — Du glaucome; historique. — Nature du glaucome; ses causes.

Nous commencerons par le glaucome l'étude des diverses variétés de choroïdites. S'il est vrai que le glaucome ait existé de tout temps, on peut dire néanmoins qu'il n'a été bien connu que de nos jours; et c'est là même une des plus belles conquêtes de l'ophthalmologie moderne.

Les anciens désignaient sous le nom de γλαύκωμα ou γλαύκωσις toutes les opacités situées dans le champ pupillaire, et s'opposant au passage des rayons lumineux. Telle est la définition qu'en donnent les livres hippocratiques, Galien et Celse. Mais peu à peu on établit dans ces états de la pupille des distinctions. On remarqua que, parmi les gens affectés de ces opacités, les uns pouvaient recouvrer la vue par une opération, tandis que les autres demeuraient à jamais aveugles. On donna le nom de ὑπόχυμα ou ὑπόχυσις, en latin *suffusio*, aux opacités dont la guérison était possible, c'est-à-dire à la cataracte susceptible de disparaître à la suite de l'abaissement, et Celse décrivit même sous ce nom tous les troubles de la cornée. Le glaucome comprit seulement les cas incurables. Pour les anciens, la cataracte consistait dans l'épanchement d'une humeur épaisse entre le cristallin et l'iris; le glaucome, au contraire, leur paraissait avoir pour siége le cristallin lui-même considéré par eux comme l'organe immédiat de la vision.

Telle fut la classification adoptée jusqu'en 1709, c'est-à-dire jusqu'à Maître-Jean (1), chirurgien à Méry-sur-Seine, et à Brisseau (2). Ce sont eux qui, les premiers, ont reconnu que le glaucome n'est pas une maladie du cristallin. Brisseau put, en effet, pratiquer l'autopsie des yeux de Bourdelot, médecin de Louis XIV, qui portait des cataractes d'un aspect glauque, et qui avait ressenti de fréquentes douleurs dans les globes oculaires. Il trouva, d'un côté, une cataracte complète, et de l'autre, une cataracte incomplète, avec opacité du corps vitré. Il expliqua par cette dernière lésion les douleurs et la perte irréparable de la vue dans les cataractes glaucomateuses.

Tous les auteurs postérieurs à Brisseau ont placé comme lui le siége du glaucome dans le corps vitré, avec cette différence toutefois que Wardrop (3) fait intervenir l'insensibilité de la rétine. Jüngken (4) chercha à expliquer le trouble survenu dans l'humeur vitrée par une exsudation due à l'inflammation chronique de la membrane hyaloïde. Rosas (5), dans son ouvrage sur les maladies de l'œil, distingua trois espèces de glaucome, un siégeant dans l'hyaloïde, un autre occupant la rétine, et le troisième la choroïde.

Toutes ces manières de voir n'étaient que des hypothèses; Mackenzie (6) fit entrer la question dans une voie véritable-

(1) Maître-Jean, *Traité des maladies de l'œil,* p. 223, Troyes, 1711.
(2) Brisseau, *Traité de la cataracte et du glaucome,* Paris, 1709.
(3) Wardop, *Essays on the morbid anatomy of the Human Eye,* vol. II, p. 127, London, 1818.
(4) Jüngken, *Lehre von den Augenkrankheiten,* p. 565, Berlin, 1836.
(5) Rosas, *Handbuch der Augenheilkunde,* Wien, 1834.
(6) Mackenzie, *Traité pratique des maladies des yeux,* t. II, p. 613.

ment scientifique en pratiquant les premières autopsies. Il put s'assurer 1° que la couleur vert d'eau de la pupille, qui caractérise l'affection, est due à une coloration particulière du cristallin devenu dichromatique; 2° que l'humeur vitrée, rendue diffluente, reste pourtant transparente, incolore, ou légèrement jaunâtre. L'augmentation de volume de l'humeur hyaloïde explique suffisamment, d'après lui, la dureté caractéristique du globe dans le glaucome, déjà signalée par Demours et Weller. Il trouva la choroïde et la rétine altérées, surtout dans une période avancée de la maladie; c'est ainsi qu'il vit la choroïde en grande partie privée de son pigment, et adhérente à la fois à la rétine et à la sclérotique. Dans deux cas, il nota même l'aplatissement avec atrophie des nerfs optiques.

Laurence (1), après Autenrieth, Canstadt et Sichel, soutint que le glaucome était surtout une maladie de la choroïde et de la rétine. Desmarres (2) attribua les phénomènes glaucomateux à une altération de toutes les membranes de l'œil; Schrœder van der Kolk (3), par ses études anatomo-pathologiques, fut conduit à admettre que l'inflammation de la choroïde était la principale cause.

La présence de lésions choroïdiennes dans le glaucome fut confirmée du reste par la plupart des auteurs contemporains. C'est ainsi que Coccius (4) a noté l'épaississement de la choroïde, en même temps que le ramollissement de

---

(1) Laurence, *Diseases of the Eye*, London, 1833.
(2) Desmarres, *Traité des maladies des yeux*.
(3) Schrœder van der Kolk, *Over choroïditis als oorsaak von glaucoma*, Amsterdam, 1839.
(4) Coccius, *Beiträge zur Lehre von Wesen des Glaucoms*. (*Archiv für Ophthalmologie*, IX, p. 191.)

l'humeur vitrée. Schweigger (1) a trouvé les cellules de la couche épithéliale de la choroïde et celles du stroma privées en grande partie de leur pigment, en même temps qu'elles avaient subi l'altération graisseuse. La dépigmentation de la choroïde s'est surtout montrée au pourtour du nerf optique, là où l'on observe fréquemment pendant la vie, à l'ophthalmoscope, une espèce d'aréole blanche circumpapillaire, connue sous le nom d'anneau atrophique glaucomateux. Max Knies (2) insista enfin sur l'adhérence fréquente de la périphérie de l'iris avec la face postérieure de la cornée. D'où il résulterait l'oblitération du canal de Fontana et une gène pour la résorption des liquides intra-oculaires.

Cusco (3) a noté le premier un épaississement qu'il croit inflammatoire du tissu de la sclérotique. Il pense que la rétraction du tissu fibreux de la sclérotique, en comprimant les vaisseaux et les nerfs de l'œil qui le traversent, provoque l'augmentation de sécrétion intra-oculaire. Celle-ci serait dès lors l'effet et non la cause de la maladie. Coccius (*loc. cit.*) parle aussi d'une dégénérescence graisseuse de la sclérotique, qu'il compare à l'athérome artériel. Pour lui, c'est là une cause essentielle de glaucome.

Telles sont les lésions principales rencontrées sur les yeux glaucomateux. Il serait d'autant plus téméraire de vouloir fonder sur ces données la pathogénie de l'affection, que plusieurs de ces lésions, loin d'être primitives, résultent manifestement de la gène circulatoire et du trouble nutri-

____

(1) Schweigger, *Pathologisch-anatomische Untersuchungen* (*Archiv für Ophthalm.*, t. V, p. 216, année 1859).

(2) *Ueber das Glaucom*, in *Arch. f. Ophthalm.*, B. 22, Abt. 3, année 1876, p. 163.

(3) Cusco et Pamard, thèse de Paris, 1861.

tif de l'œil produits par une tension intra-oculaire exagérée.

Avec de Græfe (1) commence, pour l'étude du glaucome, une ère nouvelle et des plus fécondes en résultats pratiques. D'après l'éminent ophthalmologiste de Berlin, la maladie ne serait qu'une choroïdite séreuse, et tous les symptômes du glaucome résulteraient de l'augmentation de la pression intra-oculaire causée par une sécrétion exagérée de la choroïde. Telle serait la source de la dureté caractéristique du globe oculaire, et de l'excavation de la papille du nerf optique. De plus, la compression que subissent alors les vaisseaux et les nerfs ciliaires aurait pour effet d'altérer la nutrition de la cornée et de l'iris.

Donders (2), contrairement à de Græfe, considère le glaucome comme une névrose primitive des nerfs ciliaires ; pour lui, l'augmentation de sécrétion intra-oculaire et les altérations phlegmasiques ne sont que consécutives.

Ceci nous conduit à étudier la *nature du glaucome*. — Si l'on entend par glaucome l'exagération de la tension intraoculaire, autrement dit un symptôme et non une maladie, nul doute que les nerfs n'y jouent un rôle important. Pour s'en convaincre, il suffit de se rappeler les faits de physiologie expérimentale que nous avons exposés en détail dans notre cours de l'année dernière (3).

(1) De Græfe, *Vorlaüfige Notiz über das Wesen des Glaucoms*. (*Archiv für Ophthalm.*, I, p. 371 et II, p. 299).

Ueber die Wirkung der Icidectomie bei Glaucome, ibidem, III, p. 456 et IV, p. 127,

Beiträge zur Pathologie und Therapie des Glaucoms, Ibidem, XV, p. 108, année 1869.

(2) Donders, *Du glaucome*. (*Annales d'oculistique*, 1865, t. LIV, p. 120.)

(3) Panas, *Leçons sur les kératites, précédées d'une étude sur la circulation, l'innervation et la nutrition de l'œil*, etc., 1 vol. in-8°, p. 13-20, Paris, 1876, chez Delahaye.

« La section du grand sympathique cervical, avons-nous dit, peut abaisser la tension intra-oculaire. L'excitation du même nerf exagère cette tension, et cela tant que dure l'excitation. — Les troubles circulatoires qu'on observe alors ressemblent tout à fait à ceux produits par la ligature de la veine ophthalmique (Adamück).

» L'excitation du trijumeau dans le crâne, aussi bien qu'à sa sortie du crâne, augmente sur-le-champ la tension intra-oculaire, en même temps que la tension artérielle de la carotide. Chose digne de remarque, non-seulement l'œil du même côté devient alors congestionné et dur comme du marbre, mais l'œil du côté opposé participe à cet état. Ajoutons que l'augmentation de tension produite par l'irritation du trijumeau est plus intense et plus durable que celle qui succède à l'excitation du grand sympathique. »

Il devient, dès lors, aisé de comprendre que toute excitation directe ou réflexe des nerfs sensitifs (trijumeau ou sympathique) puisse devenir la cause d'une exagération de tension. Ce fait physiologique se trouve généralement confirmé par ce qui se passe dans la variété de glaucome dit consécutif, c'est-à-dire dans le glaucome qui succède à l'inflammation des diverses membranes de l'œil.

Cette même origine nerveuse a été invoquée pour le glaucome dit *simple* de Donders. Ici encore, la maladie semble résider, au moins au début, dans l'augmentation de la tension intra-oculaire. Mais la même explication ne pourrait être donnée, croyons-nous, pour une autre forme de la maladie, le glaucome aigu ou foudroyant. Ici, les phénomènes inflammatoires sont incontestables, et tout porte à croire qu'une phlegmasie particulière de la choroïde (la choroïdite séreuse de de Græfe constitue réellement la maladie.

En admettant même que dans tout glaucome les nerfs soient le siége réel et primitif du mal, il resterait encore à résoudre plusieurs questions importantes auxquelles on ne paraît pas avoir jusqu'ici suffisamment réfléchi.

S'il y a véritablement irritation des nerfs ciliaires, ainsi qu'on le prétend, en quoi consiste au juste cette irritation, et quel en est le point de départ? Pour le glaucome consécutif, celui qui succède à des lésions phlegmasiques préexistantes du globe oculaire, la réponse est facile; mais que dire du glaucome spontané ou primitif?

Comment se fait-il que la même lésion produise chez certaines personnes des accidents glaucomateux, et non chez d'autres? — Ici, le degré de résistance de la coque oculaire variable suivant les individus joue très-certainement le rôle prépondérant. Mais pourquoi, dans certains cas, la tension glaucomateuse est-elle transitoire et passagère, tandis que d'autres fois elle s'établit d'une façon permanente et progressive?

Pourquoi enfin, chez les uns, le glaucome revêt-il une marche subaiguë ou chronique, tandis que chez d'autres il éclate avec une violence telle que l'œil se perd d'une façon irréparable en l'espace de quelques heures?

Ce sont là autant de problèmes que des études cliniques et anatomo-pathologiques ultérieures contribueront certainement à résoudre. Mais aujourd'hui, la théorie *nerveuse* du glaucome, telle qu'elle a été développée par Donders, toute plausible qu'elle paraît au premier abord, est loin d'être encore définitivement assise. D'ailleurs, on a raisonné comme si l'hypersécrétion des humeurs de l'œil constituait la cause unique de l'exagération de la tension intra-oculaire.

Or il n'en est rien. Déjà, l'année dernière, nous nous exprimions à cet égard de la façon suivante (*loco citato*, p. 48) :

« Pour nous, l'exagération de la sécrétion constitue seulement un des éléments du glaucome. L'autre élément réside dans l'obstacle apporté à l'absorption des liquides intra-oculaires et à la circulation du sang veineux.

» C'est sans doute en se basant sur des considérations de cet ordre, que von Hippel et Grünhagen ont été conduits à reconnaître au glaucome les trois ordres de causes que voici :

» 1° Un excès de sécrétion (glaucome par angionévrose).

» 2° La stase sanguine par obstacle à la circulation veineuse (glaucome ophthalmique).

» 3° Une augmentation de la tension artérielle générale, d'où production d'une congestion active de l'œil conduisant encore au glaucome (glaucome congestif et collatéral). »

L'insuffisance de la théorie nerveuse du glaucome et l'état des vaisseaux que l'ophthalmoscope permet de constater pendant les périodes de rémission, nous ont conduit à une autre théorie de la maladie.

En effet, ce qui frappe alors l'observateur, ce sont les changements survenus dans le volume respectif des artères et des veines rétiniennes. Les artères très-réduites dans leur calibre offrent souvent des pulsations isochrones à celles du pouls radial, visibles surtout au pourtour de la papille, et qu'on rend plus manifestes en exerçant une légère pression sur le globe de l'œil. De Græfe, qui le premier a insisté sur ce signe, en trouve l'explication dans la gêne apportée à la circulation artérielle par l'augmentation de la tension intra-oculaire. Cette gêne ne permet au sang de distendre les

ramifications de l'artère centrale de la rétine qu'au moment
où la colonne sanguine acquiert son summum de tension,
c'est-à-dire au moment de la systole cardiaque; de là les
pulsations observées à l'ophthalmoscope.

Les veines rétiniennes se montrent, au contraire, tortueuses
et gorgées de sang; ce que de Græfe explique en admettant
une pression plus forte au niveau de la papille qu'en tout autre
point, et partant une gêne dans la circulation en retour.

C'est là, il faut bien le reconnaître, une simple supposition,
et l'on pourrait tout aussi bien soutenir que l'état de réplétion des veines dépend de la diminution de la *vis a tergo*
par suite de la diminution du calibre des artères. Du reste,
cette stase veineuse n'est pas exclusivement limitée aux
veines rétiniennes. On la constate sur les veines ciliaires antérieures, et l'on peut affirmer qu'elle doit
exister aussi sur les veines de la choroïde, bien que
l'ophthalmoscope ne permette pas de la constater directement.

D'après cette manière de voir, on pourrait soutenir que
le resserrement des artères tient à une sténose de ces vaisseaux, ayant pour conséquence l'engorgement des veines. La
stase veineuse, loin de dépendre de la pression intra-oculaire exagérée, se produit *malgré* cette pression, sans laquelle elle se montrerait sans doute encore bien plus prononcée. Toujours est-il que l'explication fournie par de Græfe
est évidemment insuffisante pour expliquer l'engorgement
constant et parfois énorme des veines ciliaires antérieures qui
rampent à la surface extérieure de l'œil.

Pour nous donc, le glaucome aurait sa cause dans une véritable ischémie primitive de l'artère ophthalmique, ainsi que le

prouve la réduction du calibre de ses branches ; et de là résulterait l'engorgement passif des veines oculaires. Cet engorgement serait à son tour la cause de la transsudation surabondante des liquides intra-oculaires, de même que, dans les membres, la gêne de la circulation veineuse produit l'œdème, et que, dans l'abdomen, l'ascite succède à une gêne circulatoire du système porte. Tout le reste, dans la symptomatologie et les suites ultérieures du glaucome, serait une question de degré dans l'obstacle apporté à la circulation de l'œil ; et dépendrait, en partie, du mode d'évolution brusque ou lente de la maladie, en partie de la résistance passive de la coque oculaire. Lorsque celle-ci est peu extensible, comme dans l'âge sénile, et que la réplétion veineuse, cause de l'exsudation, s'établit de bonne heure et à un degré très-prononcé, on voit survenir des signes d'étranglement aigu ; c'est le glaucome aigu ou foudroyant. A un degré moindre, on a le glaucome subaigu ou chronique ; enfin, au degré le plus modéré, et avec une coque oculaire plus extensible, on observe le glaucome dit simple, non inflammatoire de Donders et de de Græfe.

Quant aux causes de cette ischémie artérielle, elles peuvent être d'origine purement nerveuse, autrement dit vaso-motrices, comme il arrive pour les vaisseaux des membres dans l'affection décrite par notre collègue Maurice Raynaud, sous le nom d'asphyxie locale des extrémités. Elle peut dépendre aussi d'une altération soit morbide, soit sénile, du cœur et des parois vasculaires ; enfin, elle peut venir des troubles de la respiration elle-même, si communs chez les vieillards, tels que bronchites, emphysèmes, etc., ou bien d'une altération brightique des reins.

Nous citerons, à l'appui de ces divers ordres de causes, les faits qui se trouvent exposés dans un travail nouvellement paru et très-intéressant de Landsberg (1).

Suivant que la gêne de la circulation artérielle est transitoire ou qu'elle devient permanente, on a affaire à des attaques successives et passagères de glaucome, ou bien à un glaucome permanent et progressif.

Comme il est rare que les lésions périphériques du système carotidien n'occupent pas les deux côtés à la fois, ou qu'elles n'y exercent en même temps leur retentissement, lorsqu'elles ont pour siége les centres, cœur, poumons, centres nerveux, on conçoit pourquoi le glaucome reste rarement unilatéral. Généralement il se montre sur un œil d'abord, puis sur son congénère, bien qu'il les attaque à des degrés divers.

En résumé, les troubles circulatoires qu'on observe dans le glaucome, loin d'être considérés comme effets, peuvent être regardés comme causes de l'affection qui nous occupe. Celle-ci rentrerait de la sorte dans le cadre des maladies du système vasculaire produites, ici comme partout ailleurs, tantôt par des troubles de l'innervation (sympathique et trijumeau), tantôt, et le plus souvent, par des lésions matérielles des vaisseaux et du cœur. Au nombre de ces dernières, citons les affections valvulaires, les concrétions aortiques, l'athérome artériel, lésions qui toutes sont fort communes chez les personnes âgées, chez les arthritiques, chez ceux que des abus alcooliques ont conduits à une sénilité précoce. Or toutes ces causes se rapportent parfaite-

(1) Landsberg, *Beitrag zur Aetiologie des Glaucoms.* (*Archiv für Ophth.*, XXI, p. 67-92, année 1875.)

ment à ce que nous savons de l'étiologie du glaucome.

Si l'on pouvait conserver encore des doutes sur la réalité de la pathogénie que nous invoquons, il suffirait de se rappeler que le glaucome hémorrhagique, où les altérations matérielles des parois vasculaires sont incontestables, est précisément à cause de cela la variété la plus grave et la moins curable du glaucome, ainsi qu'il sera dit ultérieurement.

Étiologie. — L'âge est la cause prédisposante la plus réelle de la maladie. Le glaucome ne se montre en effet que dans la seconde moitié de la vie. Très-rare avant trente ans, rare encore entre trente et quarante ans, il devient plus fréquent à partir de cet âge, et particulièrement de cinquante à soixante ans. Passé soixante-quinze ans, la maladie ne se montre que très-exceptionnellement, sans doute à cause de la diminution du chiffre de la population à cet âge. Cette grande prédisposition au glaucome dans la période de cinquante à soixante ans se montre la même dans les deux sexes. Toutefois, le sexe n'est pas non plus sans influence, et c'est particulièrement chez les femmes que le glaucome est à redouter après quarante ans. Cette circonstance est sans doute en rapport avec les troubles circulatoires liés à la ménopause. Laqueur (1), sur un chiffre considérable d'observations est arrivé, en effet, à la proportion de trois femmes contre deux hommes.

L'hérédité a été signalée comme cause prédisposante, et l'on a attribué enfin une certaine influence à une forte pigmentation du globe oculaire.

(1) Laqueur, *Études cliniques sur le glaucome.* (*Annales d'oculistique,* t. LXI, p. 33, année 1869.)

HUITIÈME LEÇON

Après avoir exposé d'une manière générale la pathogénie
et l'étiologie du glaucome, nous devons aborder la description des diverses formes de la maladie. Nous commencerons,
dans cette étude, par ce qui a trait au glaucome aigu.

Symptomatologie. — Le plus souvent la maladie présente
une période prodromique. Variable quant à la durée et à
l'intensité des phénomènes, cette période ne manque d'une
façon absolue que dans le plus petit nombre des cas. De
Græfe en a signalé l'existence dans la proportion de
soixante-dix à soixante-quinze fois sur cent.

Voici en quoi consistent ces prodromes : L'œil qui va être
le siége d'un glaucome devient très-souvent presbyte; ou si
la presbytie préexistait, elle s'exagère rapidement. L'étude
attentive des yeux glaucomateux démontre en outre que, le
plus souvent, la réfraction statique correspond à l'hypermétropie; c'est ce qui existerait dans les trois quarts des cas,
d'après Laqueur. Plus rarement l'œil se montre myope, dans
un quart des cas seulement; et, chose curieuse, dans un petit
nombre de faits exceptionnels, la myopie a pu revêtir la
forme progressive.

L'interprétation de ces deux symptômes initiaux du glau-

come, presbytie et hypermétropie, ne laisse pas que d'être
quelque peu embarrassante.

La presbytie peut s'expliquer à la rigueur, en admettant
un certain degré de parésie de l'accommodation, par suite
de la compression qu'exerce sur les nerfs ciliaires moteurs
et sur le muscle de Brücke, la tension oculaire exagérée.

D'autres auteurs, et de Græfe est de ce nombre, y voient
un effet de l'accroissement morbide d'une hypermétropie
préexistante.

Quant à l'hypermétropie symptomatique, les avis sont très-
partagés. Pour les uns, il s'agit là d'un état antérieur de l'œil
rendu manifeste ou même exagéré par le développement de
l'affection glaucomateuse. Pour d'autres, et Laqueur (*loco
citato*) est de ce nombre, l'hypermétropie constituerait bien
réellement un symptôme. Voici les raisons que cet auteur in-
voque à l'appui de sa manière de voir : Sur soixante-treize
malades glaucomateux, il en a noté neuf, qui étaient atteints
des plus hauts degrés d'hypermétropie que le praticien
puisse rencontrer. Leur hypermétropie variait en effet de
1/10 à 1/5. Or, dit-il, une proportion aussi forte d'hypermé-
tropies excessives sur un nombre si restreint de personnes,
ne peut être un simple effet du hasard, et l'on doit voir là
bien plutôt un rapport intime de cause à effet. — Si une
hypermétropie prononcée était réellement une cause de glaucome, bien des glaucomateux auraient dû accuser dans leurs
antécédents de l'asthénopie accommodative ; or, tel n'est pas
le cas. La plupart des malades ne sont même devenus presbytes qu'à un âge où la presbytie est la règle. Enfin, si l'hypermétropie constituait une prédisposition au glaucome, on
devrait noter souvent une coïncidence entre le glaucome et

le strabisme convergent, ce que l'auteur dit n'avoir presque jamais vu.

Si la signification de l'hypermétropie symptomatique du glaucome est discutable, son mode réel de production ne l'est pas moins.

Helmholtz avait soutenu *a priori* que l'augmentation de la pression intra-oculaire devait rapprocher le globe de la forme sphérique, en aplatissant la cornée ; et de Græfe a invoqué cette théorie pour expliquer les progrès de la presbytie observés dans la période prodromique du glaucome. — Malheureusement pour la théorie, les expériences entreprises sur les animaux par Junge et Schelske (1) ne sont pas venues confirmer cette manière de voir. De son côté, Donders, ayant mesuré à l'aide de l'ophthalmomètre les rayons de courbure de la cornée, dans des yeux glaucomateux, n'a pas trouvé de différences essentielles entre ceux-ci et les yeux normaux.

Ce qui laisserait toutefois supposer que, dans le glaucome, la cornée subit réellement un certain aplatissement, c'est que l'œil reste hypermétrope, ou même le devient à un plus haut degré, malgré la propulsion du cristallin en avant, et la diminution de profondeur de la chambre antérieure qui s'observent habituellement dans cette maladie.

La supposition de l'aplatissement de la cornée tomberait d'ailleurs d'elle-même si l'on venait à démontrer que, dans le glaucome, ce n'est pas la partie antérieure de l'œil qui recule, mais bien le fond du globe oculaire (choroïde et rétine) qui s'avance. Le Fort (2) a émis, en effet, l'opinion qu'il

(1) *Ueber das Verhältniss des intraocularen Druckes und der Hornhaut Krümmung. (Archiv für Ophthal.*, X, p. 45.)
(2) Le Fort, *Bulletin de la Société de chirurgie*, 1864.

se fait, dans cette maladie, un épanchement séreux sous-choroïdien, dans l'espace lymphatique périchoroïdien de Schwalbe (1), ayant pour effet de repousser en avant la choroïde. C'est à l'observation ultérieure qu'il appartient de démontrer ce qu'il peut y avoir de vrai dans cette manière de voir.

Contrairement à la règle qui veut que les yeux glaucomateux soient hypermétropes ou deviennent tels, on a cité des cas dans lesquels une hypermétropie antérieure, de 1/24 à 1/16, se transformait, par suite d'un glaucome, en emmétropie ou même en myopie. Cette dernière peut aller en s'exagérant au point que, dans un cas cité par Laqueur (*loco citato*, p. 41), une myopie originelle de 1/48 s'est transformée en myopie de 1/4 à 1/2.

Nous pensons toutefois que la myopie ne se rattache qu'indirectement au glaucome. Dans ces cas, elle tient, suivant nous, à la présence de lésions choroïdiennes précexistantes qui avaient pu passer jusque-là inaperçues, et que le glaucome ne fait qu'exagérer. En d'autres termes, il s'agit là d'un glaucome symptomatique de lésions choroïdiennes ou consécutif, et non d'un glaucome primitif.

Un second signe prodromique du glaucome aigu, persistant encore pendant la période d'état, consiste dans l'apparition d'*anneaux irisés* autour de la flamme d'une bougie. Cette décomposition spectrale de la lumière est disposée de telle sorte que le cercle qui est le plus externe et qui encadre la flamme est rouge, tandis que la flamme elle-même apparaît

(1) Schwalbe, *Untersuchungen über die Lymphbahnen des Auges und ihre Begrenzungen* (*Archiv. für Mikroscopische Anatomie von Max Schultze*, Bonn, 1870, p. 1 à 58).

blanchâtre. Une remarque non moins importante, c'est que le spectre en question fait complétement défaut dans le glaucome chronique, lorsque les milieux de l'œil sont tout à fait transparents.

On peut rattacher ce phénomène au trouble des milieux de l'œil, qui agirait comme le spectre lacrymal dans les affections de la conjonctive et des voies d'excrétion des larmes. C'est encore un effet analogue à celui qu'on éprouve en regardant, en hiver, la flamme d'un réverbère à travers une vitre couverte de buée. Telle est l'explication qu'en donne de Græfe, citée dans un travail de Sichel fils sur ce sujet (1).

Une seconde manière d'envisager le phénomène consiste à le rattacher, au moins en partie, à l'hypermétropie plus ou moins forte, dont se trouve atteint l'œil glaucomateux. Dans cette hypothèse, on s'explique à merveille comment il se fait que le rayon rouge soit le plus excentrique, puisque l'écran rétinien reçoit des rayons homocentriques avant qu'ils soient parvenus à leur point de convergence mutuelle au foyer de l'œil.

S'il en est réellement ainsi, en plaçant devant l'œil glaucomateux un verre bleu-violet, d'après le principe de l'ophthalmométrie chromatique de Helmholtz, la flamme d'une bougie devra paraître, pour cet œil, bleue au centre avec un encadrement rouge vif à la périphérie. Ce serait exactement le contraire qui aurait lieu, si l'œil, par suite de glaucome, était devenu exceptionnellement myope.

On objectera sans doute contre cette explication que, dans l'hypermétropie naturelle, même forte, et dans l'hypermé-

(1) A. Sichel fils, *Annales d'oculistique*, t. LVI, p. 19 à 36.

tropie prononcée qui peut accompagner un glaucome chronique non inflammatoire, l'irisation des flammes ne s'observe guère. Cela est vrai ; mais, au point de vue des troubles visuels causés par l'amétropie en général, il faut établir des distinctions importantes. Autre chose est d'avoir affaire à une amétropie existant de naissance ou s'étant accrue lentement comme dans le glaucome chronique, autre chose est de voir les conditions optiques des milieux de l'œil changer brusquement du jour au lendemain, ainsi qu'il arrive dans le glaucome aigu.

Qui ne sait, en effet, qu'un verre cylindrique ou sphérique même faible placé devant un œil emmétrope produit infiniment plus de trouble de la vision que des degrés infiniment plus forts d'amétropie?

Au reste, ces deux causes, trouble des milieux et amétropie morbide, loin de s'exclure l'une l'autre, peuvent concourir à exagérer le phénomène du spectre coloré, sur lequel Weller (1) a, le premier, appelé l'attention.

Un troisième prodrome du glaucome consiste dans des obscurcissements passagers de la vue, qui ne permettent plus au malade de distinguer les objets environnants qu'à travers une fumée plus ou moins épaisse. Ces troubles brusques de la vision durent parfois quelques minutes seulement, ou bien ils peuvent se prolonger pendant plusieurs heures et même davantage.

Tout ce qui congestionne la tête peut ramener cette amblyopie transitoire. Ainsi agissent les variations brusques de température, le décubitus dorsal, les émotions vives, les

____

(1) Weller, *Die Krankheiten des menschlichen Auges*, p. 298-303, 4e édit., Berlin, 1830.

exercices violents, les repas copieux, l'abus des boissons alcooliques. Ce phénomène semble lié à une augmentation brusque et temporaire de la tension intra-oculaire, peut-être aussi à une altération passagère dans la transparence des milieux de l'œil.

Enfin l'attaque glaucomateuse est le plus souvent précédée de douleurs ciliaires vives, s'irradiant dans le front, dans les tempes, dans les mâchoires, suivant, en un mot, toutes les branches du trijumeau. Ces douleurs reviennent par accès séparés par des intervalles de rémission complète.

La durée de ces divers prodromes varie à l'infini, depuis quelques jours jusqu'à un an et dix-huit mois. Parfois même ils peuvent faire totalement défaut, et dans ce cas, la maladie éclate tout à coup, sans s'être annoncée par aucun phénomène prémonitoire. Heureusement c'est là l'exception, et le chirurgien, s'il est attentif, est presque toujours averti de la menace d'une attaque glaucomateuse ; souvent même il est en son pouvoir de la prévenir.

2° *Période d'état.* — C'est généralement la nuit qu'a lieu l'attaque de glaucome. Elle se caractérise par des douleurs intolérables au pourtour de l'orbite. Bientôt l'œil s'injecte ; les veines ciliaires antérieures se montrent gorgées de sang, et un léger chémosis se manifeste au pourtour de la cornée. La surface de cette dernière membrane ne tarde pas à devenir terne et dépolie, par suite de l'altération de son épithélium, à laquelle s'ajoute, chez certains malades, un piqueté opalescent, ayant pour siége la membrane de Descemet et son endothélium.

La pupille fortement dilatée et immobile caractérise par-dessus tout la forme particulière d'ophthalmie profonde dont nous nous occupons. Elle est circulaire ; souvent aussi elle revêt l'aspect d'un ovale à grand diamètre dirigé dans le sens du méridien horizontal. Elle présente un reflet d'un gris jaunâtre.

L'iris plus ou moins décoloré est refoulé en avant avec le cristallin ; il en résulte une courbe à convexité antérieure du diaphragme irien, et une diminution notable de profondeur de la chambre antérieure.

Par le toucher, l'on constate deux nouveaux signes qui sont de la plus haute importance pour le diagnostic du glaucome, savoir une dureté anormale de l'œil et l'insensibilité à peu près complète de la cornée.

La vision ne tarde pas à baisser, au point que parfois le malade est incapable de distinguer une forte flamme placée devant l'œil atteint. Dans d'autres cas, la vision souffre moins ; et l'on n'observe qu'une amblyopie relative, mais totale, ou bien une diminution concentrique du champ visuel.

Laqueur (*loco cit.*), sur un ensemble de 175 cas de glaucomes tant aigus que chroniques, en a noté 119 où il y avait rétrécissement du champ visuel, et 56 seulement (1/3) où le champ visuel, bien que défectueux, n'avait rien perdu de son étendue circonférentielle.

En règle générale, lorsqu'il y a rétrécissement du champ visuel, il porte surtout sur le côté interne ou nasal, beaucoup plus rarement sur le côté externe.

Ainsi, parmi les 119 cas déjà cités, recueillis par Laqueur, on en trouve 95 dans lesquels la réduction du champ visuel portait sur le côté interne ; 24, où la réduction était presque égale dans toutes les directions, toutefois avec prédominance du côté interne; 10, où le côté externe était seul affecté.

La répartition inégale de l'obscurcissement du champ visuel dans les différents sens tient sans doute à l'inégalité de la compression des diverses parties de la rétine. D'où l'on est conduit à penser que la moitié externe de la rétine est habituellement plus fortement comprimée que la moitié interne.

Laqueur cite deux cas exceptionnels dans lesquels le glaucome avait aboli toute la moitié inférieure du champ visuel; la ligne de démarcation de la partie restée normale avait une direction tout à fait horizontale. Ici, c'était sans doute la moitié supérieure de la rétine qui avait particulièrement souffert.

L'ophthalmoscope est loin de toujours nous permettre de nous rendre compte de ces particularités.

Bien plus, l'on peut voir une excavation d'une moitié de la papille, qui ferait croire à l'existence d'une perte du champ visuel du côté opposé, coïncider, au contraire, avec une hémiopie siégeant du même côté. Ce fait singulier ne saurait s'expliquer qu'en admettant que les fibres nerveuses, au sortir de la papille, au lieu de suivre dans la rétine un trajet direct, y décrivent des courbes très-prononcées.

Les photopsies ou sensations lumineuses subjectives tourmentent sans cesse les malades et ne disparaissent qu'à la rémission de l'attaque. Il en est de même du larmoiement, qui peut être très-abondant, mais non mélangé de mucus, ou seulement dans une très-petite proportion.

L'examen ophthalmoscopique fournit des indications importantes, variables suivant qu'on pratique cet examen pendant l'attaque ou pendant la période de rémission.

Pendant l'accès de glaucome aigu, tout ce qu'on peut saisir, c'est le trouble des milieux transparents de l'œil. Ce trouble rend impossible l'analyse du fond de l'œil; de sorte que c'est là un signe négatif, mais qui n'en a pas moins son importance.

Tout autres sont les résultats de l'examen pratiqué pendant la période de rémission. Ce qui frappe alors l'observateur, ce sont les changements survenus dans le volume respectif des artères et des veines rétiniennes. D'après ce que nous avons dit sur la nature de la maladie, on comprend que les artères sont très-réduites dans leur calibre et présentent souvent des pulsations isochrones à celles du pouls radial; les veines, au contraire, sont volumineuses et décrivent des flexuosités. Nous avons déjà décrit ces symptômes à propos de la pathogénie du glaucome; aussi nous bornerons-nous à rappeler ici que ces trois phénomènes vasculaires n'ont pas tous la même importance. Le rétrécissement des artères et la dilatation des veines semblent tenir à l'existence même du glaucome; aussi sont-ils constants et, en quelque sorte, indispensables. Le pouls artériel dépend du degré que peut atteindre la tension intra-oculaire, aussi participe-t-il à toutes les fluctuations que peut subir cette tension elle-même dans le cours de la maladie; il fait même parfois complétement défaut, sans que pour cela le glaucome cesse d'exister.

Les troubles de transparence de l'humeur vitrée et du cristallin donnent à la pupille une coloration gris-verdâtre caractéristique, qui s'accentue au fur et à mesure que la maladie se prolonge et tend à passer à l'état chronique. Nous pensons, d'accord en cela avec Mackenzie, que le cristallin est le siége principal de cette altération de transparence;

aussi l'aspect glauque disparaît-il après l'extraction de la lentille.

Il est rare que la choroïde présente des lésions notables. Çà et là, de légères altérations du pigment, parfois de petites taches ecchymotiques situées principalement dans les parties équatoriales du globe : voilà tout ce qu'il est permis de constater par l'examen ophthalmoscopique.

Dans les cas les plus aigus, il n'est pas rare de voir s'ajouter aux symptômes que nous venons d'énumérer des troubles généraux tels que de la fièvre, de l'anorexie et même des vomissements. Ces derniers, joints à une céphalalgie intense revêtant la forme d'hémicrânie, peuvent donner le change aux personnes inexpérimentées, et leur faire croire à une violente migraine ou à un embarras gastrique.

Marche, durée, terminaison. — L'attaque de glaucome aigu peut durer, avec de petites rémissions, pendant quelques jours, quelquefois pendant une ou deux semaines, rarement plus longtemps. L'attaque une fois dissipée, il en reste le plus souvent des traces. Ce sont : une certaine dureté du globe oculaire, de la rigidité de l'iris qui ne se laisse plus complétement dilater par l'atropine, la présence de synéchies irido-capsulaires, enfin et par-dessus tout un rétrécissement concentrique du champ visuel. La persistance de ces symptômes doit faire craindre le retour de nouvelles attaques.

Les rechutes sont en effet communes, et c'est ainsi que l'œil finit par se perdre d'une façon complète et irréparable, à moins qu'on n'intervienne à temps pour arrêter les progrès du mal.

Le passage à l'état chronique se caractérise par une exagération de plus en plus grande de la dureté de l'œil, par l'obscurcissement graduel de la cornée et du cristallin, et surtout par une excavation caractéristique avec atrophie de la papille du nerf optique.

Il va sans dire qu'en même temps l'acuïté de l'œil et l'étendue périphérique du champ visuel subissent une réduction proportionnelle.

Dans la forme dite *foudroyante* du glaucome, il suffit d'une seule attaque pour que, dans l'espace d'une nuit, la vision soit complétement abolie, au milieu des plus horribles souffrances. Des hémorrhagies internes abondantes, de vastes ulcérations de la cornée avec propulsion en avant et luxation du cristallin, la distension de la choroïde et de la sclérotique, surtout dans la région équatoriale, des hypopyons se répétant et s'accompagnant de synéchies iriennes, témoignent alors des troubles nutritifs profonds éprouvés par les diverses parties de l'œil, et conduisent rapidement à la destruction de l'organe.

NEUVIÈME LEÇON

SOMMAIRE. — Du glaucome chronique : Formes simple et inflammatoire. —1º Du glaucome inflammatoire chronique; 2º du glaucome chronique simple ou non inflammatoire.

On divise la forme chronique du glaucome en inflammatoire et non inflammatoire, suivant qu'il y a ou non des phénomènes de réaction apparents.

Première forme.

Du glaucome inflammatoire chronique. — Presque tous les auteurs admettent à juste titre dans cette forme des prodromes analogues à ceux que nous avons décrits précédemment dans le glaucome aigu. La seule différence, c'est que ni dans la période prodromique, ni dans la période d'état, on n'observe des attaques séparées par des intervalles de calme parfait, comme cela a lieu pour le glaucome aigu. La marche de la maladie est donc uniforme, sauf quelques exacerbations passagères.

La douleur, lorsqu'elle ne fait pas entièrement défaut, consiste en une espèce de névralgie orbito-faciale assez vague, que beaucoup de malades et même de médecins prennent à tort pour de la migraine.

L'injection du globe oculaire a quelque chose de caractéristique. De gros vaisseaux tortueux, qui ne sont autres que les veines ciliaires antérieures fortement distendues, rampent sous la conjonctive et s'anastomosent en cercle autour de la cornée qu'ils encadrent.

L'œil a un aspect terne qu'il doit en partie au dépoli de la cornée dont l'épithélium s'exfolie, en partie à la distension avec amincissement de la sclérotique, qui laisse apercevoir la choroïde sous forme d'un léger reflet bleuâtre.

La dureté du globe est caractéristique et va en augmentant avec les progrès du mal. En même temps, la chambre antérieure diminue de profondeur; l'humeur aqueuse se trouble, surtout au moment des exacerbations; la pupille s'élargit fortement, et l'iris plus ou moins décoloré finit par s'effacer presque complétement.

Alors aussi surviennent dans la nutrition du cristallin des troubles qui portent surtout sur le noyau et sur les couches corticales postérieures. De là l'aspect gris verdâtre particulier du champ pupillaire, auquel la maladie doit son nom. L'opacification du cristallin peut aller parfois jusqu'à la formation d'une cataracte véritable, connue depuis longtemps sous la désignation de cataracte verte.

Le développement de la cataracte glaucomateuse n'est pas un fait constant; il semble dépendre beaucoup de l'âge avancé du malade et de la longue durée des phénomènes glaucomateux. L'iridectomie, en amendant ces derniers, ralentit parfois la marche de la cataracte. Celle-ci, outre la couleur qui lui est propre, offre deux autres caractères importants. Ce sont la profondeur de son siége derrière l'iris et la diminution notable de l'acuïté visuelle, toujours supérieure à ce qu’elle serait si elle avait pour cause unique, l’opacité cristallinienne.

L’amblyopie est, en effet, un des caractères dominants de la maladie, et bien des malades affectés de glaucome chronique ne vont consulter le chirurgien que pour l’affaiblissement de leur vue.

Au début, les troubles de la vision sont momentanés, et s’accentuent surtout sous l’influence des congestions vers l’extrémité céphalique. Mais, à mesure que le mal progresse, il survient un rétrécissement de plus en plus prononcé du champ visuel, surtout marqué du côté interne, comme nous l’avons déjà noté dans la forme aiguë.

Un des signes les plus caractéristiques du glaucome chronique, c’est l’excavation avec atrophie de la papille du nerf optique. Plus la marche de la maladie est lente, plus cette excavation s’accentue ; nous la trouverons donc surtout développée dans le glaucome chronique simple, et c’est à ce moment que nous la décrirons dans tous ses détails.

Les artères rétiniennes sont très-réduites de volume ; les veines, généralement injectées, sont parfois tellement gorgées de sang qu’elles présentent des varicosités sinueuses ; elles peuvent même se rompre en donnant lieu à des foyers apoplectiques dans l’intérieur de la papille ou dans son voisinage.

L’hypermétropie et la presbyopie progressives que nous avons notées à propos des prodromes du glaucome aigu, se retrouvent ici d’une façon plus persistante. Exceptionnellement on voit survenir de la myopie.

Parfois, la maladie peut se transformer tout à coup en glaucome aigu ; mais le plus souvent elle suit lentement ses phases, et par ses progrès incessants conduit le malade à la cécité. Enfin elle peut passer à l'état de glaucome chronique simple, non inflammatoire, que nous devons maintenant faire connaître.

Deuxième forme.

Du glaucome chronique simple.

De Græfe avait tout d'abord désigné cet état sous le nom impropre d'amaurose avec excavation du nerf optique. Plus tard il se rallia à l'idée de Donders, qui ne vit là qu'une des formes les plus chroniques du glaucome.

Les symptômes diffèrent sur plus d'un point de ceux que nous avons décrits à propos des deux variétés inflammatoires de la maladie. C'est ainsi qu'à l'extérieur, le globe oculaire paraît sain. Sauf quelques cas exceptionnels, la transparence de l'humeur aqueuse et du corps vitré est normale; aussi l'examen ophthalmoscopique du fond de l'œil ne présente-t-il aucune difficulté.

Le diamètre de la pupille est variable; mais rarement elle est très-dilatée. L'iris ne change pas non plus de couleur d'une façon sensible. Il montre seulement une paresse inaccoutumée dans ses mouvements, et ne cède qu'incomplétement à l'action de l'atropine. La profondeur de la chambre antérieure n'est pas notablement diminuée.

Quant à la consistance de l'œil, elle est généralement accrue, sans aller cependant jusqu'à cette dureté de marbre que nous avons signalée dans les formes précédentes. Il y aurait même, d'après de Græfe, des cas où la tension intra-oculaire diffère peu de l'état normal.

Les douleurs ciliaires font ici presque toujours défaut; au point qu'il est arrivé à certains malades de ne s'apercevoir de la perte d'un œil qu'en fermant l'autre accidentellement.

Les troubles fonctionnels consistent, comme dans les formes aiguës, dans une diminution de la vision, qui porte principalement sur le côté interne du champ visuel. Il n'est pas rare toutefois de constater un obscurcissement régulièrement concentrique de la vision, qui se perd alors comme dans certaines variétés d'amaurose cérébrale; circonstance dont il faudra tenir compte pour le diagnostic.

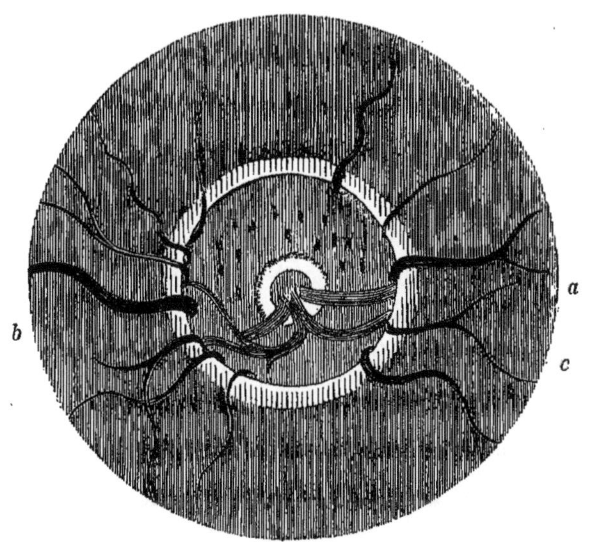

FIG. 5. — Excavation glaucomateuse.

a, crochet formé par les vaisseaux sortant de la papille; — *b*, renflement formé par les vaisseaux au niveau de leur coude; — *c*, cercle atrophique entourant la papille.

Mais le symptôme par excellence du glaucome chronique simple, c'est l'excavation du nerf optique (fig. 5). Voici quels sont les caractères propres de cette excavation :

1° Elle occupe tout le disque papillaire, jusques et y

compris la zone limitante externe ou celluleuse du nerf.

2° Le fond en est profond et les bords taillés à pic ; aussi la couleur de l'excavation est-elle blanche au centre, quelque peu ombrée avec un reflet légèrement bleuâtre à la périphérie.

3° Les vaisseaux qui y pénètrent décrivent au pourtour de l'excavation des coudes prononcés, connus sous le nom de crochets ; les vaisseaux extérieurs à l'excavation semblent ne pas se continuer en ligne directe avec ceux qui en occupent le fond. On dirait qu'il y a entre eux une interruption. Ce n'est là toutefois qu'une illusion due à ce que la portion du vaisseau qui côtoie le bord escarpé de l'excavation cesse d'être visible pour l'observateur.

Au niveau de leur coude sur les bords de l'excavation, les vaisseaux offrent, ainsi que Jæger l'a le premier signalé, un renflement foncé en forme de tête de clou ou de massue. Cette disposition semble due à l'aplatissement du vaisseau au moment de sa réflexion.

Au lieu de rayonner de tous côtés, principalement en haut et en bas, ainsi qu'on l'observe à l'état normal, les vaisseaux de la papille se trouvent refoulés, et comme ramassés, dans l'une des moitiés de la papille, généralement du côté interne.

Le fond de l'excavation étant situé sur un plan postérieur à celui de la rétine, ne peut être bien vu qu'à la condition que l'observateur rapproche du plan de l'œil observé la lentille objective, ou, ce qui revient au même, qu'il se rapproche lui-même du malade. A l'examen de la papille par l'image directe, l'observateur doit relâcher son accommodation pour bien voir l'excavation. Dans une vue d'ensemble, les vaisseaux du fond de l'excavation apparaissent d'une couleur plus pâle, et sont comme effacés, ce qui tient encore à la différence de niveau des parties. Plus cette différence est grande, et moins les vaisseaux qui rampent dans la partie excavée sont visibles. En imprimant à la lentille objective des mouvements de latéralité, on voit, grâce à l'action pris-matique du verre, les vaisseaux du fond de l'excavation se mouvoir et courir en quelque sorte plus vite que ceux des bords.

Tous ces détails, en apparence minutieux, ont leur im-portance, et c'est pour en avoir méconnu la portée que les premiers observateurs avaient cru à tort à l'existence d'une saillie de la papille dans le glaucome, tandis qu'il s'agit au contraire d'une excavation produite par refoulement et atrophie.

Un autre caractère du glaucome chronique se tire de la présence du pouls artériel. Il consiste dans des alternatives de dilatation et de resserrement des principales branches artérielles, isochrones aux battements du pouls radial. A un faible degré, ce phénomène s'observe au centre de la papille seulement, plus particulièrement à l'angle de bifurcation des premières branches de l'artère centrale de la rétine. A un degré plus élevé, l'ondulation gagne la périphérie de la papille ; ce n'est que tout à fait exceptionnellement qu'elle dépasse ses limites et s'étend du côté de la rétine.

Lorsque l'augmentation de tension de l'œil est faible, ce qui est la règle, le pouls artériel ne se manifeste pas spon-tanément ; mais on peut le rendre apparent en exerçant sur le globe oculaire une légère pression à l'aide de la pulpe du doigt.

Notons encore comme un fait très-important la disparition de l'anneau blanc sclérotical qui, à l'état normal, limite
le bord externe de la papille. Ceci est dû à ce que non-seulement le tissu nerveux, mais la lame criblée et l'anneau
fibreux de la sclérotique lui-même, se laissent refouler en
arrière.

Dans l'excavation par atrophie pure du nerf optique, cet
anneau persiste et il est même plus apparent qu'à l'état normal; c'est là un caractère différentiel important entre les
deux ordres d'excavations.

Il ne faudrait pas croire, du reste, que le degré d'excavation de la papille est toujours en rapport avec le degré
d'amblyopie de l'œil malade. Loin de là, une acuïté visuelle
assez bonne peut subsister avec une papille très-excavée, et
les conditions inverses peuvent également s'observer. Pour
s'expliquer cette apparente contradiction, il suffit de se
rappeler que, chez certaines personnes, la papille est normalement excavée.

Enfin l'excavation consécutive au glaucome offre un dernier caractère qui est pour ainsi dire pathognomonique.
Nous voulons parler de la présence d'une atrophie choroïdienne circumpapillaire, connue sous le nom « d'auréole
glaucomateuse du nerf optique ». Elle se présente sous la
forme d'une zone blanche parfois mêlée de jaune, ressemblant sous beaucoup de rapports à un staphylome postérieur.
Elle en diffère cependant parce que, tout en étant plus prononcée du côté de la macula, elle entoure, dès le début, la
papille tout entière. Ajoutons que si, dans la scléro-choroïdite postérieure, la myopie est la règle, il n'en est plus
ainsi dans les cas d'auréoles glaucomateuses. Ici, l'œil pré-

sente le plus souvent les caractères de l'hypermétropie ou de l'emmétropie; et, dans les cas de myopie, cette dernière est beaucoup moins prononcée que ne le ferait supposer l'étendue de la plaque d'atrophie choroïdienne. L'âge, généralement avancé, du malade, l'apparition très-tardive de la myopie, la coexistence d'une amblyopie prononcée avec trouble de nutrition du cristallin et dureté anormale du globe, permettront, en cas de doute, d'éviter une confusion possible et dont de Græfe a signalé des exemples.

Pour notre compte, nous avons eu l'occasion de recueillir, tant à l'hôpital qu'en ville, un grand nombre d'observations de cataractes séniles avec ou sans myopie, et de myopies sans cataractes, chez des personnes de 50 ans et au-dessus. Dans tous ces cas, l'examen ophthalmoscopique nous a montré le genre de choroïdite atrophique circumpapillaire dont il est ici question. Plusieurs de ces malades ont été emmétropes ou hypermétropes dans leur jeunesse; vers l'âge de 40 ou 45 ans, ils ont dû prendre des lunettes de presbyte, et ils ne sont devenus myopes ou cataractés qu'après avoir passé de nouveau par les phases d'une presbytie décroissante, et être momentanément redevenus emmétropes; ce dont ils s'étaient réjouis à tort.

Tout cela se passe d'ailleurs sans la moindre douleur ni dans l'œil ni dans la tête, sans congestion extérieure du globe, en un mot, sans aucun signe apparent de glaucome. Beaucoup de ces yeux ne se montrent pas beaucoup plus durs que de coutume. Et cependant l'examen ophthalmoscopique permet de constater l'atrophie circumpapillaire dont nous avons parlé, une excavation plus ou moins marquée du nerf optique, un engorgement manifeste des veines rétiniennes, avec diminution de volume des artères correspondantes. Aussi, malgré l'absence de signes extérieurs, l'ensemble de ces lésions ne nous laisse-t-il aucun doute sur la nature glaucomateuse de l'affection.

Déjà la myopie sénile d'origine glaucomateuse dont nous venons de parler a été signalée cliniquement par Mackenzie, et surtout par Warlomont et Testelin, dans le supplément au *Traité des maladies des yeux* de cet auteur. Voici, en effet, ce que nous y lisons, tome III, page 496 : « On a vu que, dans le glaucome aigu, il y a d'ordinaire augmentation de la presbyopie existante ou production d'hypermétropie; dans le glaucome chronique, le contraire a lieu, et l'on voit des malades presbytes, obligés jusque-là de faire usage de verres convexes pour lire, en arriver presque subitement, ou au moins dans un laps de temps très-court, à perdre une grande partie de leur portée de vision pour les objets éloignés, et à pouvoir lire sans lunettes de plus près qu'ils ne le faisaient auparavant avec des verres convexes ; ce phénomène dépendrait-il de la dureté que l'état glaucomateux imprime au noyau du cristallin et de l'augmentation de son pouvoir réfringent? C'est l'opinion de Mackenzie. »

On voit, d'après cette citation, que si le fait de la myopie sénile a été indiqué par ces auteurs, le siége véritable restait indécis. Voilà sans doute aussi pourquoi tous les auteurs qui ont écrit depuis lors, aussi bien des monographies que des traités didactiques, ne donnent de la myopie sénile aucune explication ; bien plus, ils la passent complétement sous silence. Ils semblent ne pas se douter qu'entre l'apparition d'une foule de cataractes des vieillards avec ou sans myopie acquise et le glaucome sénile, il y a une véritable liaison de cause à effet. Aussi beaucoup de ces cataractes sont-elles réputées simples, parce qu'on a négligé de pratiquer l'examen du fond de l'œil, quand il était encore éclairable avant l'opération, et plus tard après l'extraction du cristallin. Pour nous qui ne manquons jamais de faire ce double examen depuis plusieurs années, nous pouvons affirmer que la choroïdite circum-papillaire atrophique dont il s'agit ici s'est montrée à nous dans près de la moitié des cas de cataractes séniles prises au hasard.

DIXIÈME LEÇON

Sommaire. — Du glaucome secondaire ou consécutif. — Définition; du glaucome consécutif aux maladies de la cornée; de l'iris; du cristallin; de la choroïde; de la rétine; du nerf optique; de la sclérotique; du glaucome consécutif dans les cas de néoplasmes; de traumatismes accidentels et d'opérations pratiquées sur l'œil.

Sous le nom de glaucome secondaire ou consécutif, on comprend tous les cas dans lesquels la tension intra-oculaire se trouve augmentée par suite d'un état morbide antérieur de l'œil.

D'après de Græfe (1), il n'y a presque pas d'affection inflammatoire de l'œil qui, dans certaines circonstances, ne puisse devenir le point de départ d'un glaucome consécutif. Seules les affections de la conjonctive font exception à cet égard.

1° *Cornée*. — Pour ce qui est de la cornée, de Græfe avait pensé tout d'abord que les lésions de cette membrane ne pouvaient donner naissance au glaucome qu'après extension de la phlegmasie au tractus uvéal. Cela reste vrai dans la généralité des cas; mais, depuis lors, l'illustre ophthalmologiste de Berlin a pu se convaincre que l'irritation de la cornée, par l'action de ses nerfs propres, peut par elle-même, et sans aucun intermédiaire, donner lieu à l'augmentation de la pression intra-oculaire.

(1) Von Græfe, *Contributions à la pathologie et à la thérapeutique du glaucome* (*Archiv für Ophthal.*, 1870, B. XV, abt. III) et *Annales d'oculistique*, t. 63, p. 36.

Toutes les formes de kératite ne déterminent pas également la production d'un glaucome secondaire. Dans le travail que nous venons de citer, de Græfe dit n'avoir vu qu'un seul cas de *cornéite circonscrite* se compliquer de glaucome. Encore est-il qu'il conserve des doutes sur l'influence réciproque des deux affections. La même remarque s'applique à la *kératite diffuse* dont de Græfe ne cite que trois exemples entraînant cette complication.

La *kératite panniforme*, au contraire, serait pour le même auteur bien plus fréquemment qu'on ne le croit le point de départ du glaucome secondaire. Nous partageons entièrement cette manière de voir. Suivant Tachau, cité par de Græfe, cette complication s'observe plus souvent dans certains pays, comme l'Égypte, qu'en Europe, et elle y survient à une période moins avancée du pannus.

Le plus souvent cependant la kératite panniforme ne donne pas lieu directement au glaucome consécutif; c'est une iritis séreuse concomitante qui sert d'intermédiaire entre cette dernière affection et le pannus.

Les *cicatrices* de la cornée sont généralement considérées comme étant fréquemment le point de départ du glaucome secondaire. Bien qu'en pareil cas l'enclavement et les synéchies iriennes constituent des conditions très-fâcheuses, ce serait une erreur, d'après de Græfe, que de considérer l'enclavement de l'iris comme la condition *sine quâ non* du développement du glaucome secondaire.

Il dit avoir observé assez souvent des cicatrices cornéales résultant de suppurations et d'ulcères non perforants, par conséquent non compliquées de synéchies et d'enclavement, qui donnaient lieu plus tard à un glaucome consécutif.

En règle générale, plus la cicatrice devient ectatique ou staphylomateuse, plus on doit craindre de voir se développer à la longue le glaucome qui en dépend. Selon de Græfe, « toute ectasie durable des cicatrices cornéennes doit nous tenir prêts à opérer par l'iridectomie. L'augmentation du diamètre de la cornée et de la chambre antérieure indique formellement l'opération ». La seule règle à laquelle il faille se conformer en pareil cas, c'est de n'opérer qu'après l'organisation complète du leucome. En procédant autrement, il y aurait à craindre de voir la cicatrice encore molle suppurer et devenir le point de départ d'une panophthalmie destructive.

Le glaucome s'observe encore assez souvent dans l'*ectasie* congénitale de la cornée (cornée globuleuse, staphylome pellucide sphérique congénital, hydropisie congénitale de la chambre antérieure, hydrophthalmie congénitale). Tout ce qu'il y a à dire de spécial sur ces cas, c'est qu'il convient alors le plus souvent de s'abstenir de l'iridectomie, à cause des accidents qu'elle provoque. On aura recours à des paracentèses réitérées, qui, pratiquées à temps, donnent assez fréquemment de bons résultats.

La *scléro-choroïdite* antérieure accompagnant une infiltration de la cornée ne dispose que rarement au glaucome, et seulement à une période avancée de la maladie. De Græfe pense qu'en pareil cas, la péritomie devra être essayée d'abord ; on n'en viendrait qu'en second lieu à l'iridectomie.

La *kératite en bandelette*, constituée, comme l'on sait, par un ou deux triangles d'opacités cornéennes, transversalement dirigées, peut devenir, d'après de Græfe, le point de départ d'un glaucome secondaire ; et cela de deux manières.

soit par simple irritation des nerfs de la cornée, soit par
complication d'irido-cyclite. Ici, l'auteur se déclare con-
vaincu de l'excellence de l'iridectomie, surtout si elle est
pratiquée de bonne heure.

Telles sont les diverses lésions de la cornée qui peuvent
se compliquer de glaucome. Voyons maintenant les relations
de cette affection avec les inflammations des autres membranes de l'œil.

2° *Iris.* — Déjà, en parlant de l'iritis et de la cyclite,
nous avons longuement insisté sur le rôle capital que jouent
ces affections dans le développement du glaucome secondaire. D'après de Græfe, l'*iritis purulente* n'aurait aucune
action directe sur la tension intra-oculaire. Seules les conséquences de cette affection, synéchies postérieures et exsudations rétro-iridiennes, deviennent plus tard la cause d'une
hypersécrétion des fluides de l'œil.

On peut en dire autant de l'*iritis plastique*, sauf dans
certains cas très-exceptionnels, où l'on voit cette forme
d'iritis se compliquer de glaucome, et réciproquement. Dans
ces cas mixtes, la physionomie de la maladie ne diffère de
celle du glaucome inflammatoire simple que par le myosis
remplaçant la mydriase, et par une moindre perte de la
transparence de l'humeur aqueuse.

De toutes les formes de phlegmasies de l'iris, l'*iritis séreuse* est celle qui affecte avec le glaucome les rapports les
plus intimes. Cette complication est d'autant plus à craindre
que les malades sont plus avancés en âge. Dès que l'occlusion de la pupille est complète, le glaucome secondaire ne
se fait pas longtemps attendre. Dans ces cas, l'iridectomie
ne doit pas être différée, et elle donne de bons résultats. Si

une première ne suffit pas, il faut y ajouter une seconde pratiquée à l'extrémité opposée du même diamètre.

3° *Cristallin*. — Depuis longtemps on connaît l'influence fâcheuse exercée sur l'iris et les procès ciliaires par un cristallin déplacé ou blessé. La lentille cristallinienne se gonfle et entraîne souvent un glaucome consécutif.

Ce qui mérite de fixer particulièrement l'attention, c'est que le glaucome aigu type peut se montrer comme complication d'une cataracte simple en apparence, et en voie de maturation. De Græfe dit avoir observé quatre cas de ce genre; chez l'un des malades, les deux yeux furent affectés; ce qui porte à cinq le nombre de ces glaucomes. Il pense qu'il n'y a point là de dépendance causale; mais une simple coïncidence, ou mieux encore une action successive de la même cause originelle. Il est intéressant de relater ici ses propres paroles, ne fût-ce que pour montrer combien il est peu satisfait de la manière classique d'envisager le glaucome : « Dans notre ignorance, dit-il, des causes fondamentales, tant du processus cataracteux que de l'affection glaucomateuse, nous ne pouvons nier que la même anomalie, une altération des vaisseaux ou autre chose, ne soit la cause de l'une ou de l'autre de ces maladies, suivant des circonstances accessoires et variables. »

Il est à noter que, quatre fois sur cinq, le glaucome a revêtu dans ce cas les caractères du glaucome foudroyant. Quant aux cristallins luxés, accidentellement blessés ou discisés, les accidents glaucomateux auxquels ils donnent lieu, rares chez les enfants, sont d'autant plus à craindre que l'individu est plus avancé en âge.

A l'époque où l'on attribuait à un prétendu gonflement

du cristallin la production du glaucome, on avait proposé, pour le combattre, l'extraction de la lentille, pensant que l'aphakie devait créer une sorte d'immunité contre l'exagération de pression intra-oculaire. Ce qui prouve qu'il n'en est rien, ce sont les cas assez nombreux de glaucomes survenus après l'opération de la cataracte par extraction, ou succédant à l'aspiration de cataractes secondaires membraniformes (1). L'enlèvement du système lenticulaire ne diminue la tendance glaucomateuse que dans les cas où l'œil y était prédisposé par luxation ou rupture du cristallin.

4° Choroïde. — Les formes *plastique et purulente* de la choroïdite n'augmentent que passagèrement la tension intra-oculaire; bientôt s'établit la période atrophique qui amène la diminution progressive ou phthisie du globe. Quant à la choroïdite séreuse, de Græfe en distingue trois groupes. Dans le premier il classe tous les cas, en grand nombre, où la choroïdite *séreuse* parcourt ses diverses périodes sans déterminer d'augmentation marquée de la pression. Un second groupe comprend les cas également nombreux où la choroïdite s'accompagne d'une diminution de la pression, avec ou sans décollement de la rétine. Ces faits contrastent d'une manière frappante avec une troisième série de cas, dans lesquels la pression s'élève, d'abord d'une façon intermittente, puis d'une manière continue, et qui conduisent, soit par degrés, soit brusquement, au glaucome. De Græfe avoue, du reste, qu'il ne lui est pas possible de préciser pourquoi, avec des apparences d'origine identique, la choroïdite affecte tantôt l'une, tantôt l'autre de ces tendances. Il fait intervenir, en cas de glaucome, l'âge et une certaine prédisposition in-

(1) Bowman, *Ophthalm. Hospital Reports*, t. IV, p. 365.

dividuelle, consistant en une susceptibilité spéciale à l'excitation sécrétoire. Mais de quelle nature est, au juste, cette
influence? C'est ce qu'il n'a pu déterminer.

Comme la choroïdite séreuse compliquée de décollement
rétinien, les diverses formes de choroïdites *disséminées*
avec état floconneux et ramollissement de l'humeur vitrée,
donnent rarement lieu au glaucome.

Par contre, la *scléro-choroïdite postérieure* serait, d'après
de Græfe (1), une source fertile de glaucome secondaire. Les
yeux deviennent alors fortement myopes, et présentent un
affaiblissement de l'acuïté visuelle plus marqué que ne le ferait
soupçonner l'étendue des lésions choroïdiennes. De Græfe
a insisté sur la forme souvent plate de l'excavation glaucomateuse en parail cas. Ce fait pourrait induire en erreur et
faire méconnaître l'existence d'un glaucome. L'étude du
champ visuel devient alors très-importante pour le diagnostic.
Nous avons déjà dit que, dans le glaucome, le champ visuel
se perd du côté nasal vers le côté temporal ; la vision centrale
reste longtemps conservée. Dans la rétinite pigmentaire et
dans certaines atrophies du nerf optique, la vision centrale
peut, il est vrai, persister longtemps. Mais alors le champ
visuel périphérique s'obscurcit, tantôt sous forme d'anneaux
concentriques, tantôt par un anneau sombre, intermédiaire
au centre et à la périphérie, qui s'avance progressivement
vers l'un et l'autre. Dans un certain nombre de glaucomes,
le point de fixation ne tarde pas à être pris à son tour, et
la vision se réduit alors au seul côté temporal du champ
visuel.

Se fondant sur sa grande pratique de l'iridectomie, de Græfe

(1) De Græfe, *loco citato*, et *Archiv für Ophthalm.*, Bd. IV, p. 153.

pense qu'elle est parfaitement indiquée et donne des résultats durables contre le glaucome lié à la scléro-choroïdite postérieure. Mais, pour éviter une cicatrice cystoïde et des complications post-opératoires graves, l'opération doit être pratiquée de bonne heure. Chose digne de remarque, dans ces cas, l'opération est suivie d'une diminution notable du degré de la myopie; preuve nouvelle que cette myopie est en grande partie l'effet et non la cause du glaucome.

Nous devons signaler encore deux cas de *choroïdite hémorrhagique* cités par de Græfe, qui furent compliqués de glaucome. Le premier de ces faits a trait à une de ces irido-choroïdites compliquant souvent la variole, qui prit le caractère d'une choroïdite glaucomateuse hémorrhagique. Le second cas se rapporte moins à une choroïdite qu'à un véritable glaucome hémorrhagique avec décollement de la rétine, survenu chez un individu atteint d'épistaxis, d'hémorrhagies rénales, d'infarctus pulmonaires et d'autres manifestations dépendant d'une affection générale.

5° *Rétine*. — Les rétinites ne donnent que très-rarement lieu au développement d'un glaucome consécutif. Toutefois, on en a cité quelques exemples dans les rétinites pigmentaire et syphilitique.

6° *Nerf optique*. — Les névrites optiques avec atrophie ne se compliquent que très-exceptionnellement de glaucome. Dans les cas où les deux affections coexistent, on peut se demander si toutes deux ne dépendent pas d'une même cause.

7° *Sclérotique*. — Malgré les assertions de Cusco (1) et l'opinion de Coccius (2), qui appuie son dire sur une seule

(1) Cusco, *Annales d'oculistique*, XLVII, p. 291.
(2) Coccius, *Archiv für Ophthalm.*, IX, p. 1.

autopsie d'œil glaucomateux, l'idée de faire dériver le glaucome, soit primitif, soit consécutif, d'une inflammation chronique de la sclérotique, est loin d'être démontrée.

De nombreuses recherches anatomo-pathologiques seraient nécessaires pour étayer cette manière de voir; et viendrait-on même à démontrer que le tissu de la sclérotique est le siége d'altérations, il resterait encore à prouver que celles-ci sont la cause et non l'effet des troubles nutritifs profonds qu'entraîne après lui le glaucome.

Que la résistance passive de la coque fibreuse de l'œil joue un rôle réel dans le développement du glaucome, c'est ce que nous ne voudrions point nier. Mais admettre que cette membrane se rétracte, et que sa rétraction soit la cause primitive du glaucome, c'est ce qui n'est encore aujourd'hui nullement démontré.

8° *Néoplasmes.* — Toutes les tumeurs intra-oculaires n'exposent pas également au glaucome. Ainsi le gliome, par cela même qu'il est propre à l'enfance, ne donne que très-exceptionnellement lieu au glaucome, et alors que le néoplasme a pris un développement considérable. Par contre, le sarcome de la choroïde, surtout lorsqu'il a pour siége la région ciliaire, provoque assez souvent le glaucome. En pareil cas, il y a d'abord simple exagération de la tension intra-oculaire, et ce n'est que lorsque celle-ci a atteint un certain degré que survient l'attaque aiguë de la maladie. Exceptionnellement, on voit le glaucome apparaître d'une manière brusque, alors que la pression était restée jusque-là normale ou à peu près. L'instillation d'atropine qu'on emploie souvent en pareil cas pour fixer le diagnostic peut quelquefois, d'après de Græfe, devenir le point de départ d'une violente attaque de glaucome. H. Derby (1) a publié plusieurs observations de ce genre. De son côté Galezowski (2) parle d'une malade atteinte de glaucome chronique double, et chez laquelle l'instillation d'atropine a provoqué une cécité complète et absolue. Ce dernier cas nous paraît toutefois devoir être très-rare, et pour notre compte, nous ne l'avons jamais observé. On pourrait même se demander si la transformation d'un glaucome chronique en un glaucome aigu foudroyant ne doit pas être attribuée à la fatigue de l'œil par un examen ophthalmoscopique prolongé, plutôt qu'à l'action des mydriatiques. De Græfe dit avoir observé deux fois le glaucome à la suite de tumeurs orbitaires qui poussaient l'œil en avant. Mais comme il y avait en même temps des lésions par compression de la rétine et de la choroïde, on ne saurait affirmer que le glaucome n'était pas dû dans ces cas à des altérations consécutives de ces membranes.

9° *Traumatismes accidentels et opérations pratiquées sur l'œil.* — Tout traumatisme, toute opération qui expose à la hernie de l'iris, à l'enclavement, à une synéchie étendue de cette membrane, peut provoquer une attaque de glaucome grave. Cette complication est surtout à craindre chez les individus âgés ou qui ont déjà un œil malade. C'est pourquoi, dans la confection d'une pupille artificielle, l'iridoencléisis et l'irido-désis ne méritent pas d'être conservés. De même, dans l'extraction de la cataracte, il faut rejeter les divers procédés qui exposent à l'enclavement ou à la synéchie antérieure de l'iris.

(1) H. Derby, *Transactions of the American Ophthalmological Society*, 1869, p. 38.

(2) Galezowski, *Traité des maladies des yeux*, 1875, p. 732.

Nous avons déjà parlé de l'abaissement, de la réclinaison et de la luxation du cristallin comme causes fréquentes du glaucome consécutif. Ajoutons que la discision d'une cataracte, surtout lorsqu'elle est pratiquée largement et sur des sujets ayant dépassé l'enfance, provoque assez souvent des accidents glaucomateux.

De tout temps on a considéré les opérations faites sur les cataractes membraniformes secondaires comme exposant à des dangers. De Græfe insiste beaucoup à son tour sur ce sujet, et il conseille à cet égard la plus grande prudence. Il préfère s'abstenir de toucher à ces cataractes, toutes les fois que l'opéré a recouvré déjà une acuïté visuelle suffisante.

Pour celles qui sont plus épaisses, s'il y a des restes cristalliniens, il veut qu'on commence par en déterminer la résorption à l'aide d'une simple discision ; plus tard seulement on cherchera à y établir une brèche. Celle-ci, d'après lui, ne devra être tentée qu'après avoir établi un coloboma irien d'étendue suffisante.

Quant au mode opératoire applicable à la cataracte secondaire, il préfère la simple incision de la membranule à une large excision, et surtout à l'arrachement, dans la crainte d'ébranler la zonule et, avec elle, le corps ciliaire.

Pour notre compte, nous avons pratiqué nombre de fois ces opérations secondaires, presque toujours par extraction de la membranule. Une fois seulement, dans un cas de cataracte siliqueuse résultant d'une ancienne discision, nous avons eu à déplorer une panophthalmie ; dans tous les autres cas, le succès a été très-heureux. Nous attribuons cette innocuité à ce que tous nos malades avaient été opérés de la cataracte par kératotomie combinée à l'iridectomie. Il n'en est pas moins vrai que, toutes les fois que la cataracte membraneuse sera épaisse et résistante, ou qu'il y aura occlusion complète de la pupille, le mieux sera d'éviter les tiraillements des procès ciliaires et de l'iris. La simple section de l'iris ou *iridotomie* méritera alors la préférence.

Nous terminons ici l'exposé des diverses lésions qui peuvent donner naissance au glaucome consécutif. Leur connaissance permettra le plus souvent d'éviter cette complication redoutable.

Quant au traitement curatif de cette forme de glaucome, il consiste dans l'iridectomie qui, mieux que la paracentèse de la chambre antérieure, permettra de combattre l'exagération de tension intra-oculaire et ses conséquences.

Dans les cas où une blessure ou une déviation du cristallin ont été la cause du mal, il faut ajouter à l'iridectomie l'extraction de la lentille, qui joue désormais pour l'œil le rôle de corps étranger.

ONZIÈME LEÇON

Sommaire. — Du glaucome hémorrhagique; historique; anatomie pathologique; fréquence; symptômes et marche; diagnostic; pronostic; étiologie; pathogénie; traitement.

Le glaucome hémorrhagique constitue l'une des variétés les plus graves et les moins curables de la maladie. Sa connaissance exacte remonte à quelques années à peine, et son étude est d'autant plus importante que les lésions anatomiques qui le caractérisent, peuvent jeter un grand jour sur la pathogénie du glaucome en général.

Historique. — En 1868, Liouville (1), poursuivant, après Bouchard et Charcot, l'étude des anévrysmes miliaires, fut conduit à découvrir dans la rétine des lésions identiques à celles que l'on avait décrites dans les parois des vaisseaux cérébraux.

En 1869, Laqueur (2) fit, le premier, la description de la maladie qui nous occupe, sous le nom de glaucome hémorrhagique. Il insiste sur la marche toute particulière des accidents glaucomateux qui surviennent, dit-il, après l'apparition de nombreuses hémorrhagies rétiniennes.

---

(1) Liouville, *Bulletins de la Société de biologie*, 1869. — *Ibidem*, 1866. — *Thèse inaugurale sur la généralisation des anévrysmes miliaires*, 1870.

(2) Laqueur, *Des formes irrégulières du glaucome* (*Annales d'oculistique*, 1869, t. LXI, p. 55-57).

En 1870, von Græfe (1), dans son remarquable travail sur
le glaucome en général, décrivait une variété de glaucome
secondaire se montrant après des affections hémorrhagiques
de la rétine. Il dit en avoir observé vingt cas dans l'espace
de huit années. La marche particulière des accidents, et
l'impuissance de l'iridectomie à les combattre, l'avaient frappé.

En 1871, Pagenstecher (2) eut l'occasion d'énucléer deux
yeux atteints de glaucome hémorrhagique. Cela lui permit
de décrire le premier les lésions anatomo-pathologiques qui
s'y rattachent.

Galezowski (3) classa le glaucome hémorrhagique, dont il
avait vu deux exemples, parmi les glaucomes qu'il appelle
irréguliers.

Hache (4) réunit tout ce qui avait été publié sur ce sujet,
y ajouta des observations personnelles, et en fit le sujet de
sa très-intéressante thèse inaugurale.

Hirschberg (5) a recueilli, de 1870 à 1876, quatre cas de
glaucome hémorrhagique. L'une de ses observations concerne
une femme de quarante ans, dont l'œil gauche, après deux
iridectomies infructueuses, dut être énucléé. Nous en donne-
rons plus bas la description anatomique.

Enfin Poncet, de Cluny (6), vient de communiquer à la
Société de chirurgie un travail important, fondé sur l'exa-

---

(1) Von Græfe, *Archiv für Ophthalm.*, t. XV, 1870. *Contributions à la pathogénie et à la thérapeutique du glaucome*, et *Annales d'oculistique*, t. LXIII,
p. 36.

(2) Pagenstecher, *Archiv für Ophthalm.*, 1871, t. XVII, p. 98-130.

(3) Galezowski, *Journal d'ophthalmologie de Paris*, numéro d'avril, 1872.

(4) Edm. Hache, *Du glaucome hémorrhagique*, thèse de Paris, 1874.

(5) Hirschberg, *Beiträge zur praktischen Augenheilkunde*, Berlin, 1876,
p. 31-36.

(6) Poncet, de Cluny, *Bulletins de la Société de chirurgie de Paris*, 1876.

men histologique d'un œil atteint de glaucome hémorrhagique d'ancienne date, et qui a été de notre part le sujet d'un rapport.

Anatomie pathologique. — Pour nous faire une idée exacte de la nature de la maladie, nous aborderons son étude par ce qui a trait à l'anatomie pathologique.

Nous avons dit précédemment que Liouville constata le premier l'existence d'anévrysmes miliaires dans la rétine, avec altération des parois artérielles.

Pagenstecher trouva, à l'examen histologique des yeux qu'il eut à sa disposition, de graves altérations du côté de la rétine, devenue le siége d'hémorrhagies. La choroïde, au contraire, s'est montrée saine ou à peu près. Dans les deux cas déjà cités, et dans un troisième qu'il décrit sous le nom de glaucome avec hémorrhagie, les altérations rétiniennes ont consisté en un épaississement de la rétine. Cette membrane mesurait $0^{mm},75$ à $0^{mm},92$, au lieu de $0^{mm},20$ à $0^{mm},30$, chiffre qui exprime son épaisseur normale au pourtour de la papille. L'augmentation de volume que l'auteur attribue, tantôt à l'infiltration du tissu rétinien, tantôt à l'existence de nombreuses hémorrhagies, portait principalement sur la couche des grains et sur celle des fibres nerveuses.

Les hémorrhagies du tissu rétinien, variant à l'infini de forme et d'étendue, se voient surtout le long des vaisseaux. Leur siége principal est la couche granuleuse intermédiaire et la couche des fibres nerveuses; la région des bâtonnets et des cônes n'en a point offert. Les artères, très-réduites de volume, se montrent sous l'aspect de lignes blanchâtres; leurs parois sont atteintes d'une sclérose qui peut aller jusqu'à l'oblitération et à la formation, sur les plus petites d'entre elles, d'ectasies anévrysmatiques. Les veines sont gorgées de sang, et la sclérose de leurs parois, beaucoup moins prononcée que pour les artères, se montre limitée à leurs gros troncs.

A ces lésions fondamentales peuvent s'ajouter l'engorgement des vaisseaux périkératiques, des opacités cristalliniennes, l'aspect louche et floconneux des milieux, enfin des apoplexies dans le corps vitré, dans la chambre antérieure, ou dans la rétine qui est décollée par places.

Dans les cas de Pagenstecher, l'excavation glaucomateuse faisait défaut. La papille et les parties voisines de la rétine semblaient privées de vaisseaux rouges, tandis que, plus loin, on voyait des anévrysmes miliaires et des veines gorgées de sang.

Galezowski, sur un œil énucléé, ne trouva point d'anévrysmes miliaires, mais de larges et nombreuses ecchymoses dans la choroïde. La rétine était partout atrophiée, et les parois des vaisseaux étaient athéromateuses.

Contrairement à Pagenstecher qui a trouvé la choroïde saine, Hache (*loco cit.*, p. 13) insiste sur les lésions de cette membrane, qu'il a pu déterminer avec l'aide de Coyne. Voici ce qu'il en dit :

« La choroïde, irrégulièrement pigmentée et parsemée çà et là de quelques ecchymoses, ne présente pas d'adhérence anormale avec la sclérotique. » — Cette dernière phrase signifie, croyons-nous, que la lamina fusca n'était pas le siége d'altérations importantes.

« Les vaisseaux examinés isolément, ajoute le même auteur, montrent une artério-sclérose fort remarquable. Quelques branches sont tellement altérées, qu'elles ne contiennent plus qu'une traînée de globules serrés les uns contre les autres, et déformés. Leurs parois épaissies ne sont formées que de tissu conjonctif, de sorte que l'on ne peut distinguer à quel ordre de vaisseaux on doit les rapporter. Presque partout on trouve la tunique externe en voie de prolifération. Les petites artères et les capillaires ne m'ont pas semblé très-malades, mais seulement dilatés et gorgés de sang. Je n'ai point trouvé de dilatations anévrysmales.

» Les parois des grosses veines de la choroïde ont subi des changements de même nature que celles des artères. Plus loin, on ne trouve plus une altération scléreuse aussi évidente, mais les conduits vasculaires sont le siége de nombreuses dilatations variqueuses de forme et de volume variables.

» Cette prolifération conjonctive ne s'est point bornée aux parois des vaisseaux; au lieu de cet aspect réticulé que présente le stroma de la choroïde, on trouve ici, dans beaucoup d'endroits, de véritables faisceaux de tissu conjonctif. Ces faisceaux forment des bandes assez larges qui parcourent la membrane dans le sens des artères et des veines.

» L'iris présente le même état. La rigidité et l'épaississement du tissu y sont plus prononcés encore; les vaisseaux offrent des altérations identiques. »

L'auteur a examiné également la sclérotique; il l'a trouvée épaissie au pourtour du nerf optique où elle mesurait un millimètre et demi. Cette épaisseur allait en diminuant graduellement, de sorte qu'au voisinage de la cornée, elle reprenait ses dimensions normales. La structure intime ne présentait aucune lésion; Hache n'a pu y rencontrer les altérations décrites par Coccius et admises par Pagenstecher.

Poncet a décrit des lésions différentes de celles que nous venons de relater. Dans son cas, la papille était profondément excavée. Il est d'avis que si l'on n'a pas jusqu'ici considéré l'excavation glaucomateuse comme appartenant à la variété hémorrhagique, c'est parce que tous les cas connus avaient parcouru leurs stades dans un espace de temps très-court (glaucome aigu ou foudroyant). — Au niveau de l'excavation, les fibres nerveuses avaient disparu, et étaient remplacées par du tissu fibreux. Il y avait une vascularisation veineuse considérable du tronc nerveux; d'après Poncet, c'est au sang veineux vu à travers le tissu atrophié de la papille qu'il faut attribuer la coloration bleuâtre ou verdâtre de l'excavation glaucomateuse qui contraste avec l'excavation purement atrophique.

Ce qu'il y avait de particulier dans ce cas, c'est que toute l'excavation était recouverte d'une couche fibro-osseuse, sous forme de cupule qui se continuait sans ligne de démarcation avec une couche semblable s'étendant sur la rétine. De plus, tout autour de la papille et dans le plan de la choroïde, existait un anneau de même nature qui, sous forme de collerette, l'entourait de toutes parts.

La rétine présentait des altérations profondes. C'est ainsi que la couche des fibres nerveuses, la couche des cellules sympathiques, celle des cônes et des bâtonnets, faisaient complétement défaut. Par contre, les deux couches des grains étaient remarquables par leur développement. Elles avaient proliféré au milieu des travées des fibres de Müller, et derrière la limitante antérieure bien conservée. De tous ces faits, M. Poncet conclut que les grains appartiennent bien réellement à l'élément conjonctif de la rétine, et non aux éléments nerveux.

Tout autour de l'excavation, et dans une étendue circonférentielle de quelques millimètres, on trouve au-devant de la rétine et appliquée contre la limitante interne, une couche fibro-osseuse, analogue à celle qui occupe le fond de l'excavation. Cette couche lamellaire et stratifiée présente çà et là des corpuscules osseux, mais pas de canalicules de Havers. Poncet la considère comme s'étant développée aux dépens des couches profondes du corps vitré.

L'épithélium pigmentaire, absent par places, est accumulé sur d'autres points.

L'étude des vaisseaux rétiniens offre le plus grand intérêt. Dans l'hémisphère postérieur, les vaisseaux se montrent rares. Mais, à partir de l'équateur, ils se multiplient, et les artères sont couvertes d'anévrysmes miliaires. Ces derniers se présentent sous forme de dilatations sphériques ayant trois à quatre fois le diamètre des vaisseaux auxquels ils appartiennent. Ils sont entourés par un espace lymphatique clair dont la gaîne est formée de cellules fusiformes infiltrées de pigment. La paroi propre des anévrysmes est constituée par des masses fibreuses colloïdes, avec centre perméable. Dans d'autres points, on constate la sclérose des parois vasculaires, avec endartérite des petits vaisseaux.

La choroïde offre, comme la rétine, des modifications profondes; les principales ont pour siége la chorio-capillaire qui a disparu et a été remplacée par du tissu fibreux. La lame élastique anhiste de la choroïde est recouverte de productions verruqueuses. La lamina fusca demeure intacte, et l'espace supra-choroïdien est distendu par places. Les gros vaisseaux de la choroïde ne présentent aucune altération.

De ces détails Poncet conclut que ce n'est pas la choroïde, mais bien la rétine qui doit être considérée comme le point de départ de la maladie. Pour lui, les anévrysmes rétiniens suffisent pour provoquer le glaucome. Quant à l'atrophie fibreuse de la chorio-capillaire, il l'attribue à l'exagération de la pression intra-oculaire.

L'iris s'est montré atrophié, invasculaire. Il était appliqué contre la circonférence de la cornée. Celle-ci, ainsi que la sclérotique, était réduite de moitié dans son épaisseur.

Le corps vitré, rempli de sang, était en voie de transformation fibro-muqueuse. »

Dans un cas qui nous est propre, les vaisseaux capillaires offraient des dilatations anévrysmatiques (fig. 6).

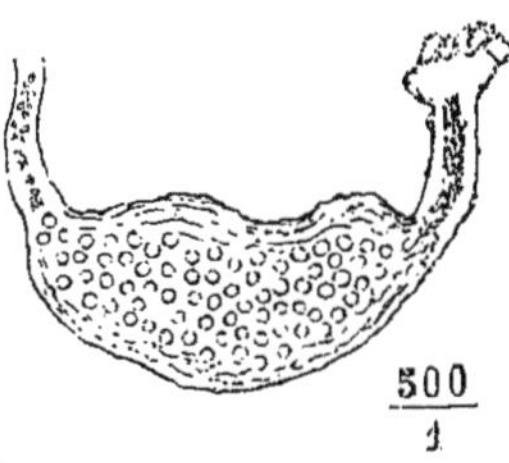

Fig. 6. — Dilatation anévrysmatique des capillaires dans un cas de glaucome hémorrhagique.

Fréquence. — Le glaucome hémorrhagique est loin d'être rare. De Græfe, dans l'espace de huit années, dit en avoir observé vingt cas, et Laqueur, qui le considère comme la forme la plus fréquente parmi les glaucomes qu'il appelle irréguliers, en a vu sept exemples. Cette proportion représente 3 p. 100 de tous les cas de glaucomes réunis par lui.

Symptômes et marche. — Hache distingue à la maladie trois périodes : une période hémorrhagique, une stationnaire, et une dernière qui est la période du glaucome confirmé.

Nous pensons qu'on peut sans inconvénient les réduire à

deux; celle des prodromes répondant à la maladie de la rétine, et celle du glaucome confirmé.

1° *Période prodromique ou hémorrhagique.* — Elle se caractérise d'abord par une diminution de l'acuïté visuelle qui survient plus ou moins brusquement suivant le siége et l'étendue des hémorrhagies rétiniennes. Cette amblyopie qui peut aller jusqu'à la perte complète de la vue, ne s'accompagne ni de douleurs névralgiques, ni d'injection de l'œil, ni d'augmentation de la tension. L'iris est normal, et les pupilles se contractent régulièrement. Il n'y a point de trouble des milieux, à part, dans certains cas, où il existe des opacités cristalliniennes profondément situées. Le champ visuel est défectueux, et l'on y constate çà et là des lacunes; mais on ne trouve pas ce rétrécissement concentrique, surtout marqué du côté interne, que nous avons signalé dans le glaucome chronique.

L'examen ophthalmoscopique fournit des renseignements importants. Il montre sur la rétine des apoplexies situées le long des vaisseaux, la diminution de calibre des artères, l'engorgement des veines, enfin l'aspect diffus de la papille, sans excavation. La région de la tache jaune peut être le siége d'une hémorrhagie qui la voile en partie ou complétement.

Rien ne différencie, comme on le voit, à cette époque, l'affection qui nous occupe d'une simple rétinite apoplectique.

Après un temps plus ou moins long, où la maladie reste stationnaire, l'attaque glaucomateuse survient, et l'on a affaire à la seconde période.

La durée de la période stationnaire peut varier beaucoup.

Il est rare qu'elle soit moindre que deux septénaires; d'après les relevés de de Græfe, le glaucome se montrerait habituellement de la quatrième à la dixième semaine.

Plus on s'éloigne de cette époque, plus il y a lieu d'espérer que le malade échappera aux accidents glaucomateux. Mais la certitude à cet égard est loin d'être acquise, puisqu'on a cité des exemples où le caractère glaucomateux de la maladie s'est dévoilé quatre mois à un an seulement après la période hémorrhagique. De Græfe cite un cas où la première période s'est prolongée pendant deux années; nous avons déjà dit que, dans le cas dont Poncet a donné la description microscopique, le début du glaucome remontai à plusieurs années.

2° *Période de glaucome confirmé.* — Dans cette seconde période, l'œil, qu'il soit ou non le siége de nouvelles hémorrhagies, devient dur, par suite de l'exagération de tension. La pupille se dilate et demeure immobile. Des névralgies périodiques apparaissent; l'œil s'injecte; il y a de la photophobie et du larmoiement. Bientôt la cornée et l'humeur aqueuse se troublent; et des attaques successives, revenant à de très-courts intervalles, finissent par abolir les restes de la vision.

Plus rarement, la maladie, au lieu de procéder par degrés, se déclare d'emblée sous la forme de glaucome aigu, ou même foudroyant.

Un caractère important se tire de la violence des douleurs névralgiques qui sont plutôt rémittentes qu'intermittentes et séparées par des intervalles de calme absolu. Au plus fort du paroxysme, ces douleurs s'irradient à toute la tête, jusqu'à l'occiput. Dans le cas cité par nous, les douleurs affectaient tout à fait le caractère franc d'un .tic douloureux de la face; aussi s'exaspéraient-elles en exerçant une pression sur les points dits d'élection et en particulier sur le point d'émergence des filets sus et sous-orbitaires et du filet malaire. De même la mastication et jusqu'à l'exercice de la parole suffisaient pour provoquer de nouvelles crises.

Souvent on voit des hémorrhagies se faire dans la chambre antérieure et dans le corps vitré. Cela s'observe surtout après l'iridectomie. Dans un cas où la cécité complète était survenue pendant une violente attaque, de Græfe constata, après l'énucléation de l'œil, que la rétine avait été décollée par un vaste épanchement sous-rétinien.

Il peut se faire que la première attaque de glaucome s'amende et que le malade conserve encore un certain degré de vision. Mais il faut toujours craindre le retour des accidents qui aboutiront, quoi qu'on fasse, à la perte absolue de l'œil.

Diagnostic. — Il est presque impossible de distinguer au début le glaucome hémorrhagique de la rétinite du même nom; à moins qu'il n'existe des signes qui indiquent que la maladie a son origine dans une altération généralisée du système artériel, auquel cas les exsudats apoplectiques n'ont aucune tendance à se résorber.

Quand les accidents glaucomateux sont devenus manifestes, on portera le diagnostic de glaucome hémorrhagique par la connaissance de l'état antérieur de la rétine, par la marche de la maladie et par la présence d'épanchements sanguins dans le corps vitré et dans la chambre antérieure. D'après Pagenstecher, l'iris est particulièrement gorgé de sang.

Pronostic. — Il est toujours fort grave, en ce sens que la vue se perd constamment et que très-souvent on est obligé d'énucléer l'œil, aussi bien pour faire cesser les atroces douleurs éprouvées par les malades, que pour préserver l'autre œil.

Sur les 22 cas observés par de Græfe, 10 fois l'œil sain n'a rien éprouvé; 5 fois il a vu survenir des hémorrhagies sans glaucome; 6 fois le second œil a été pris de la même façon et la vue complétement perdue; enfin, dans un cas, le glaucome atteignit les deux yeux en même temps.

Étiologie. — Les causes sont les mêmes que celles du glaucome en général, avec cette particularité que tout ce qui provoque une altération des parois vasculaires (athérome, dégénérescence granulo-graisseuse) prédispose à la forme hémorrhagique. De là l'influence particulière de l'âge; c'est après cinquante ans et surtout de soixante à soixante-dix ans, et même au delà, que s'observe la maladie. De là encore l'influence de l'alcoolisme, de la goutte, du rhumatisme chronique, des affections cardiaques et de la maladie de Bright.

Pathogénie. — Les altérations décrites plus haut et la succession constante des phénomènes hémorrhagiques et glaucomateux indiquent suffisamment que l'origine du mal doit être recherchée du côté du système vasculaire. Les hémorrhagies rétiniennes ne suffisent pas à elles seules pour donner naissance au glaucome, puisque, dans bien des cas, la rétine devient le siége d'hémorrhagies, sans qu'il se développe un glaucome.

Pour que celui-ci se montre, il faut une lésion spéciale des vaisseaux rétiniens, et cette lésion est l'artério-sclérose, ou plutôt, en nous rapportant à nos propres recherches, qui sont en cela d'accord avec l'opinion soutenue antérieurement par Hulke (1), la présence d'anévrysmes miliaires des petits vaisseaux.

A cela s'ajoutent, ainsi que le prouvent les dissections de Hache, de Poncet et la nôtre, des lésions circulatoires et nutritives de la choroïde.

Voici, dès lors, comment il faut interpréter selon nous l'apparition du glaucome hémorrhagique.

Par suite des-lésions capillaires anévrysmatiques, de l'artério-sclérose avec rétrécissement de la lumière des gros vaisseaux, la circulation du sang se trouve ralentie et l'impulsion du cœur considérablement atténuée dans son effet. Les apoplexies et la transformation fibreuse de la rétine et de la choroïde ne font qu'ajouter à la gêne circulatoire. Sous l'influence de tous ces obstacles apportés à la circulation artérielle, surviennent, d'une part, la thrombose des veines, d'autre part, une exsudation séreuse qui exagère la tension intra-oculaire. La cause du glaucome hémorrhagique est donc purement organique, et l'on conçoit sans peine que tous les moyens médicaux et l'iridectomie elle-même soient impuissants à arrêter la marche de cette redoutable affection.

Traitement. — Dans la première période, on prescrira tous les moyens capables de décongestionner la tête, tels que laxatifs, diurétiques, sudorifiques. Par-dessus tout, on recommandera au malade d'éviter la lumière vive et toute espèce d'application des yeux. Malheureusement toutes ces précau-

(1) Hulke, *A practical treatise on the use of the Ophthalmoscop.* London, p. 44.

tions restent le plus souvent inutiles, et, tôt ou tard, on se trouve en présence d'un glaucome constitué.

De Græfe, et après lui tous les observateurs, ont pu se convaincre de l'inefficacité de tous les traitements médicaux dirigés contre le glaucome hémorrhagique. La paracentèse, même plusieurs fois répétée, a procuré tout au plus un soulagement temporaire.

L'iridectomie, si puissante contre le glaucome aigu simple, reste ici sans effet. Elle peut même accélérer la perte de la vue en causant des hémorrhagies intra-oculaires.

De Græfe, après bien des tâtonnements infructueux, pose en règle (*loco cit.*) que l'iridectomie doit être abandonnée dans ces cas. Il préfère pratiquer tout de suite l'énucléation. Tôt ou tard, il faut, dit-il, sacrifier l'œil; mieux vaut donc le faire tout de suite pour épargner au malade de terribles souffrances.

DOUZIÈME LEÇON

Sommaire. — Traitement du glaucome en général : 1° traitement médical ; 2° traitement chirurgical : paracentèse de la sclérotique, de la cornée ; iridectomie.

Le traitement du glaucome doit être divisé en médical et chirurgical.

1° *Traitement médical.* — Nous ne ferons que mentionner les divers moyens médicaux proposés contre le glaucome, à une époque où l'on ne connaissait pas encore l'action bienfaisante de l'iridectomie.

La saignée, et en général toute déplétion sanguine abondante, s'est montrée plutôt nuisible qu'utile, en accélérant la perte de la vue. Aussi n'a-t-on plus recours qu'à des applications de sangsues, ou mieux de ventouses Heurteloup à la tempe. Celles-ci, répétées tous les cinq ou huit jours, ont pu parfois, au bout de quatre à six applications, calmer les douleurs et procurer, comme dans certains cas cités par de Græfe, une amélioration notable dans la vue. Mais ce résultat heureux est loin d'être constant ; et d'ailleurs, l'âge avancé des malades et leur état cachectique contre-indiquent souvent les déplétions sanguines.

Les narcotiques, et, en particulier, les injections hypodermiques de morphine, peuvent rendre des services en atténuant les douleurs et en procurant du sommeil aux malades. On pourra, dans ce but, donner en injections jusqu'à cinq et dix centigrammes de chlorhydrate de morphine par jour.

De légers dérivatifs intestinaux, des diurétiques et des sudorifiques peuvent trouver parfois leur application; mais on n'insistera pas sur leur usage, dans la crainte d'affaiblir trop les malades.

Au reste, tous les moyens médicaux que nous venons d'énumérer ne sont applicables que dans la forme inflammatoire aiguë du glaucome. Encore ne faut-il pas y compter beaucoup, et, dès que la violence de l'attaque commence à s'atténuer ou même auparavant, on doit recourir au seul moyen vraiment efficace, l'iridectomie.

2° *Traitement chirurgical.* — Ce sont les chirurgiens anglais, et, en particulier, Mackenzie et Middlemore, qui, les premiers, ont proposé, en 1830, une opération contre le glaucome. Ils eurent recours à la paracentèse scléroticale, unie aux instillations belladonées, dans le but de diminuer le volume du corps vitré qu'ils considéraient comme le point de départ de la maladie. Les deux Wenzel, père et fils, avaient fait des tentatives d'extraction du cristallin, mais sans donner aucune raison solide en faveur de la pratique qu'ils suivaient.

La paracentèse de la cornée fut employée avec un certain avantage par Desmarres (1). Il fut imité par de Græfe (2), qui toutefois, ne tarda pas à reconnaître que l'effet curatif de la paracentèse n'était que temporaire. Dès 1857 (*loco cit.*, page 456), il essaya de lui substituer l'iridectomie, et les résultats qu'il en obtint furent si satisfaisants que, depuis

____

(1) Desmarres, *Traité des maladies des yeux*, Paris, 1847, 1re édition, p. 777.
(2) A. de Græfe, *Archiv für Ophthalm.*, t. III, p. 480.

lors, presque tous les chirurgiens contemporains ont suivi la voie créée par lui.

Tout d'abord, ce fut contre la forme aiguë du glaucome que de Græfe dirigea sa méthode de traitement.

Plus tard, en 1858, enhardi par les succès obtenus, il en étendit l'application aux glaucomes inflammatoires chroniques, et finalement au glaucome chronique simple, ainsi qu'aux diverses variétés de glaucome secondaire ou consécutif.

Nous avons suffisamment insisté sur les applications de l'iridectomie dans le glaucome secondaire, pour que nous n'ayons à nous occuper ici que des autres formes.

1° *Glaucome inflammatoire.* — Une première question à résoudre, c'est celle de l'époque à laquelle l'iridectomie est particulièrement utile dans cette variété du glaucome.

Rarement on aura l'occasion d'opérer pendant la période prodromique. Le plus souvent, en effet, les malades ne viennent pas à ce moment consulter le chirurgien. Et d'ailleurs, la plupart d'entre eux se refuseraient alors à l'idée d'une opération. Il faudra cependant insister sur l'importance de l'intervention chirurgicale, dans les cas où, un œil étant déjà glaucomateux, il s'agira de préserver le second œil. Faite de bonne heure, l'opération pourra préserver l'œil menacé, et, en tout cas, elle rendra moins prompte et moins funeste la marche de la maladie.

Une fois l'attaque de glaucome déclarée, le chirurgien a le devoir impérieux d'intervenir aussitôt que possible, l'expérience ayant démontré que c'est surtout pendant les quinze

(1) A. de Græfe, *Archiv für Ophtalm.*, t. VI, p. 242, année 1862. *Ibidem*, t. XV, année 1870.

premiers jours que l'iridectomie est le plus utile.

Il est toutefois des praticiens qui redoutent d'agir pendant la période ascendante du mal, prétextant que l'opération serait alors trop douloureuse pour le malade et trop difficile pour le chirurgien.

L'une et l'autre de ces objections peuvent être levées par l'emploi des anesthésiques, si cela était démontré nécessaire. Elles ne sauraient résister, d'ailleurs, devant cette autre considération capitale, à savoir qu'il faut intervenir avant que la maladie ait eu le temps de produire dans l'œil des désordres graves.

Le grand avantage de l'iridectomie pendant la période inflammatoire consiste à faire tomber rapidement les douleurs, et avec elles l'acuïté des autres accidents phlegmasiques.

On ne saurait mieux comparer son action qu'à celle de l'incision d'un doigt dans le panaris, ou au débridement de la tunique albuginée contre les douleurs atroces qui accompagnent certaines orchites parenchymateuses.

Bien que ce soit dans la première quinzaine que l'on a le plus de chances de succès, il ne faudrait pas s'abstenir de l'iridectomie, si l'on n'a été consulté que plus tard. Sans doute on devra être alors très-réservé sur le pronostic ; mais il ne faut pas oublier certains cas en apparence désespérés, dans lesquels l'intervention chirurgicale n'a pas été sans profit pour le malade. Ainsi, Bowman cite des exemples de personnes ayant perdu toute perception lumineuse, chez lesquelles une iridectomie faite au trente-cinquième jour du premier accès, fut suivie du retour de la vision.

Ce ne sont là toutefois que des exceptions, et, en général, pour conserver quelque espoir de retour de la vision, il est nécessaire que le malade ait conservé un reste de perception lumineuse.

Non-seulement l'iridectomie apaise rapidement les douleurs, mais elle ramène la tension à son état normal, restitue aux milieux de l'œil leur transparence, et rétablit en partie ou en totalité l'acuïté visuelle.

Le maximum d'amélioration se montre d'habitude deux ou trois semaines après l'opération; ce dont il faut se souvenir pour ne pas recourir à une nouvelle iridectomie avant que la première ait eu le temps de manifester tout son heureux résultat.

Malgré le retour de l'œil à son aspect et à sa consistance normale, il n'est pas rare de voir l'acuïté visuelle rester bien au-dessous de ce que ferait supposer la transparence des milieux. Souvent alors l'ophthalmoscope démontre l'existence d'hémorrhagies rétiniennes sur lesquelles nous devons insister.

L'apparition de ces hémorrhagies après l'iridectomie avait attiré l'attention de de Græfe qui les considéra tout d'abord comme préexistant à l'opération, et ne faisant qu'augmenter après celle-ci.

Plus tard, il revint de cette idée (1); il attribua les apoplexies rétiniennes à la déplétion brusque de l'œil (hémorrhagies *ex vacuo*); mais il n'en continua pas moins à voir leur cause première dans une altération préexistante de la rétine.

Plus le trouble des milieux est prononcé, plus on doit craindre après l'iridectomie l'apparition des ecchymoses rétiniennes. De Græfe dit ne les avoir jamais vues faire défaut

(1) A. de Græfe, *Archiv für Ophthalm.*, t. XV.

dans le glaucome aigu accompagné de trouble très-prononcé des milieux optiques et de tension intra-oculaire exagérée, tandis que dans le glaucome chronique, et surtout dans le glaucome simple, les épanchements sanguins ne se montrent qu'exceptionnellement et se résorbent vite. Six à sept jours après l'opération, leur existence ne peut plus être constatée.

De Græfe le premier a signalé dans le glaucome inflammatoire l'influence fâcheuse qu'exerçait l'iridectomie d'un œil sur son congénère non encore glaucomateux (*Archiv für Ophthalm.*, VIII, p. 255). Son opinion a été acceptée par Mooren et par d'autres; mais elle a trouvé des contradicteurs tels que Arlt, Bowman, Laqueur, etc. Ce dernier auteur appuie sa manière de voir sur une statistique de 21 cas de glaucome aigu, dans lesquels il a observé trois fois l'apparition de la maladie sur le second œil, en dehors de toute intervention opératoire (*Ann. d'oculistique*, 1869, p. 26).

Græfe, dans son dernier travail (*Archiv für Ophthalm.*, t. XV), est plus affirmatif que jamais. Il conteste que le rapport de 1 pour 7, établi par Laqueur comme exprimant la fréquence de l'extension spontanée de la maladie d'un œil à l'autre, soit le plus ordinaire. Pour lui, lorsqu'on ne pratique pas l'iridectomie, le second œil n'est menacé que dans la proportion de 1 pour 15 à 1 pour 18. Après l'opération la proportion devient de 1 pour 5 et même de 1 pour 3, si le second œil déjà a présenté des prodromes; et seulement de 1 pour 10 ou pour 15, si ce dernier est resté jusque-là indemne de toute manifestation morbide.

De ces considérations Græfe conclut qu'une première iridectomie accélère le développement d'un glaucome commençant sur l'autre œil, mais qu'elle est incapable de l'y faire naître de toutes pièces.

D'après Woinow (1), l'iridectomie faite sur un œil glaucomateux, l'autre étant parfaitement sain, a pour effet de sauver ce dernier. L'auteur se fonde sur 64 cas qu'il a opérés, de l'année 1870 à l'année 1873.

Pour nous qui voyons dans une altération organique des parois vasculaires la cause du glaucome, l'influence de l'iridectomie sur le second œil devient facile à concevoir. On ne comprend pas en effet comment un acte opératoire sur un œil pourrait provoquer l'altération des vaisseaux du second; si donc ce dernier est normal, l'opération ne saurait avoir sur lui aucun retentissement. Si, au contraire, les artères du second œil sont déjà athéromateuses, toute irritation traumatique, directe ou réflexe, portant surtout sur l'iris, pourra en troubler davantage la circulation et les sécrétions. Par là elle causera une augmentation rapide de la tension intra-oculaire, et comme conséquence, l'apparition d'une attaque aiguë de glaucome.

C'est surtout dans les premiers jours, généralement du 2e au 4e jour qui suivent l'opération, que le second œil a tendance à être atteint. C'est seulement dans un très-petit nombre de cas qu'on voit celui-ci se prendre dans le cours du second septénaire.

2° *Glaucome inflammatoire chronique et glaucome chronique simple (non inflammatoire).* — Contrairement à ce que nous avons vu dans le glaucome inflammatoire aigu, où les résultats opératoires offrent dans leur marche une régularité parfaite, le glaucome chronique et le glaucome simple

____

(1) Woinow, *Annales d'oculistique*, t. XXIII, p. 182, année 1875.

semblent échapper à toute règle fixe. On peut dire qu'ici rien ne peut être prévu d'avance, ni pour l'effet immédiat, ni pour le résultat définitif de l'opération. Nous ne saurions mieux faire que de résumer à cet égard les propres paroles de Græfe : « Un grand nombre de ceux qui ont été opérés dans un état très-avancé de la maladie jouissent d'un résultat relativement favorable, et l'on voit après un laps de temps de six à huit années que leurs fonctions visuelles s'accomplissent bien mieux qu'au moment de l'opération. — D'autres, par contre, opérés au commencement de l'affection, voient après un *statu quo* de plusieurs années, leur vue se perdre de nouveau lentement. Chez d'autres encore, la perte constatée avant l'opération n'est pas même arrêtée pour quelque temps. Enfin quelques-uns, heureusement en très-petit nombre, deviennent rapidement aveugles après l'opération.

» Si l'on tient compte de cette variabilité des résultats, on peut être tenté de révoquer en doute l'utilité de l'iridectomie contre le glaucome simple, comme l'ont fait en réalité plusieurs auteurs.

» Cette conclusion cependant ne saurait être approuvée, si l'on réfléchit que, dans plus de la moitié des cas, l'iridectomie, non-seulement arrête les progrès du mal, mais procure une amélioration lentement progressive. Dans un quart des cas, à l'aide d'une première, et au besoin d'une seconde opération pratiquée sur le même œil, on arrive à rendre le glaucome stationnaire ; dans le dernier quart se rangent les insuccès complets, et les demi-succès consistant dans le simple ralentissement de la marche progressive de la cécité. »

Quant aux cas excessivement défavorables dans lesquels l'opération accélère la perte de la puissance visuelle (nous avons vu que c'est particulièrement le cas du glaucome hémorrhagique), ils sont heureusement très-rares; d'après de Græfe, ils ne s'élèvent pas au-delà de 2 p. 100. Voici d'ailleurs en quels termes l'auteur résume son opinion :

« Une opération, dit-il, qui, en somme, prévient d'une manière durable la cécité sur plus de 90 p. 100 des cas; qui, dans la majorité des autres, ralentit la marche fatale, et n'amène la perte de l'œil que, tout au plus, sur 2 p. 100, ne peut être discutée quant à son indication, dans une maladie dont la marche spontanée est toujours funeste. »

Procédé opératoire. — Depuis Wenzel (1780), le manuel opératoire de l'iridectomie a subi bien des modifications qu'il serait inutile de rapporter ici, puisque nous ne nous occupons de cette opération qu'en tant qu'applicable au glaucome.

Dans un premier temps, il s'agit de pratiquer à la cornée une ouverture suffisante pour permettre l'excision de l'iris.

L'emplacement que devra occuper l'incision mérite de nous arrêter tout d'abord. Faite en pleine cornée, elle offre le double inconvénient de ne permettre qu'une excision incomplète de l'iris, et de provoquer une opacification inflammatoire du tissu cornéen. Inversement, si l'incision se rapproche trop du côté de la sclérotique, il y a à craindre une hémorrhagie abondante avec irruption d'une grande quantité de sang dans la chambre antérieure, ce qui gêne considérablement l'exécution régulière des derniers temps de l'opération. Ajoutons que la cicatrisation cystoïde, avec ou sans enclavement de l'iris, et la rupture de la zonule avec

prolapsus de l'humeur vitrée, sont alors beaucoup plus fréquentes que si l'on se tient un peu en deçà de la limite de
la sclérotique. Pour toutes ces raisons, le lieu d'élection de
l'incision est le limbe scléro-cornéal lui-même.

A moins d'indications spéciales, l'iridectomie antiphlogistique devra toujours être faite en haut. De la sorte, la difformité et les imperfections optiques résultant du coloboma de
l'iris seront atténuées, grâce à la paupière supérieure qui
recouvre la brèche irienne.

Le choix de l'instrument tranchant n'est pas indifférent;
et ce qui le prouve, c'est que bien des modifications ont été
apportées à l'appareil instrumental.

Les uns se sont servis et se servent encore de la pique
triangulaire droite ou mieux coudée; d'autres, de l'ancien
couteau à cataracte, qu'ils ont parfois modifié (Frœbelius (1)
et Bowman (2), d'autres enfin du couteau linéaire de de
Græfe.

Zehender (3) a modifié ce dernier couteau en donnant à
la lame une largeur progressive de plus en plus marquée, à
partir de la pointe.

De ces instruments, les plus généralement usités sont la
pique triangulaire et le couteau linéaire de de Græfe. Le
choix de l'un ou de l'autre dépend des cas, et nous ne com-
prenons pas qu'on ait voulu systématiquement exclure l'un
d'eux aux dépens de l'autre.

Toutes les fois que la chambre antérieure est suffisamment profonde, on peut se servir de la pique. On en fait

---

(1) Frœbelius, *Archiv für Ophthalm.*, VII, p. 119, 1860.
(2) Bowman, *British. med. Journ.*, octobre 1862.
(3) *Klinische Monatsblätter für Augenheilkunde*, mars et avril 1869.

pénétrer la pointe perpendiculairement au plan de la
cornée, et, dès qu'on est parvenu dans la chambre antérieure, on dirige la lame de façon à ce qu'elle reste toujours parallèle au plan de l'iris; de cette façon, on évite le
seul danger qu'il y ait à craindre, c'est-à-dire la blessure
de l'iris, et surtout celle du cristallin.

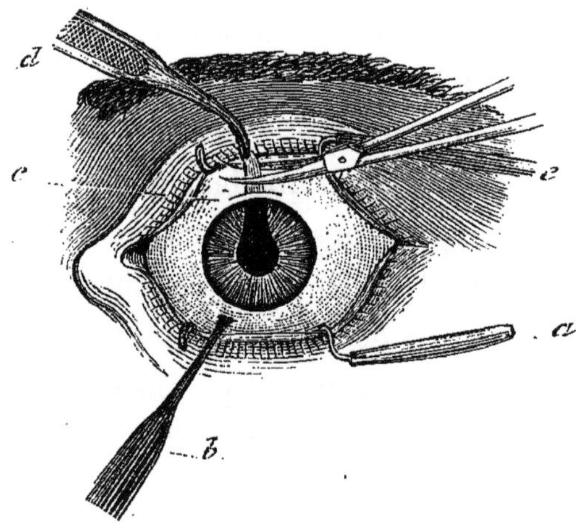

Fig. 7. — Manuel opératoire de l'iridectomie.

a, écarteur des paupières; *b*, pince fixatrice de l'œil; *c*, incision dans le limbe scléro-
cornéal; *d*, pince attirant au dehors un lambeau d'iris; *e*, ciseaux excisant l'iris.

Si, au contraire, la chambre antérieure a perdu de sa
profondeur, ce qui est le cas habituel dans le glaucome, à
moins d'une habileté opératoire consommée, la pique
expose davantage à blesser le cristallin, et doit dès lors
céder le pas au couteau de de Græfe. Quand on a recours à
ce dernier, on peut lui faire traverser la chambre antérieure
directement, suivant une ligne transversale, ou bien, com-
mencer par pratiquer à la cornée une ponction oblique, puis
rendre l'instrument horizontal et sortir de la chambre antérieure dans cette direction (fig. 7).

Dans l'un et l'autre cas, une fois la cornée traversée de part en part à un demi-millimètre en arrière de son bord transparent, on tourne légèrement la lame du couteau en avant, et l'on finit par sectionner le pont de tissu cornéal et la conjonctive, à l'aide de petits mouvements de va-et-vient. De la sorte, on ne laisse s'écouler que lentement l'humeur aqueuse, et l'on risque moins de blesser l'iris ou d'ébranler le cristallin.

Pour être suffisante, la longueur de la plaie devra mesurer à l'extérieur 5 à 6 millimètres.

Le *second* temps de l'opération consiste dans l'excision d'un lambeau d'iris. Lorsqu'il n'y a pas d'adhérences, dès que la chambre antérieure est ouverte, on voit l'iris se projeter au dehors, où il peut être saisi à l'aide des pinces à iridectomie droites de de Græfe. Dans le cas où, après l'écoulement de l'humeur aqueuse, l'iris n'abandonne pas la chambre antérieure, on devra l'attirer au dehors, en se servant de préférence des pinces à iridectomie courbe de Liebreich.

Une fois l'iris saisi, on en fait l'excision à l'aide des ciseaux à pointes mousses, construits sur le modèle de ceux de Mac-Dowel ou de Liebreich. Le grand avantage de ces ciseaux, c'est qu'ils se manient très-finement, et qu'on peut les faire agir tout aussi bien de la main gauche que de la main droite.

Autant que possible, c'est le chirurgien lui-même qui devra se charger de l'excision de l'iris qu'il pratiquera en un ou en deux temps suivant l'étendue du coloboma. Pour nous, nous préférons faire isolément la section des deux moitiés du lambeau irien ; car ce qu'il importe surtout de retrancher, ce sont les angles, qui, plus que toute autre partie de l'iris, ont tendance à s'enclaver, soit primitivement, soit consécutivement.

D'après Galezowski (1), dans le glaucome chronique compliqué de cataracte, l'iridectomie peut présenter de graves inconvénients. Le cristallin ayant souvent perdu, dans ces cas, ses adhérences normales avec la capsule hyaloïdienne, se luxe avec la plus grande facilité. Dès que l'excision de l'iris est faite, on voit le bord du cristallin se porter vers la plaie et y faire hernie. Cet accident est difficile à vaincre, et, malgré la compression, le lendemain de l'opération, des débris cristalliniens apparaissent sous la conjonctive, et au bout de quelques jours, l'œil est en suppuration.

L'auteur en conclut que, si l'œil atteint de cataracte glaucomateuse expose le malade à des douleurs névralgiques, il n'y a pas d'autre ressource que l'énucléation.

D'après ce que nous avons observé, nous pensons que ces craintes sont exagérées, et qu'il suffit de se prémunir contre toute blessure de la capsule cristalline pour échapper à de pareils accidents. Quant à poser en règle absolue que tout œil glaucomateux, devenu cataracté, et donnant lieu à des douleurs névralgiques, devra être énucléé, c'est ce qu'on ne saurait accepter, si l'on songe que c'est là précisément le cas d'un grand nombre d'yeux atteints de glaucome chronique.

Une fois la section de l'iris terminée, il faut procéder avec soin à la toilette de l'œil, ce qui est de la plus haute importance.

(1) Galezowski, *Traité des maladies des yeux*, 2º édition, p. 743.

On s'assurera tout d'abord s'il ne reste pas, entre les lèvres de la plaie, quelque portion d'iris; auquel cas, on tentera de la faire rentrer en frictionnant légèrement l'œil, ou en se servant d'une petite tige plate en argent. Si l'on ne réussissait pas par ces moyens, on attirerait au dehors ce petit lambeau d'iris, et on l'exciserait.

En cas d'hypohéma traumatique abondant, résultant de l'excision de l'iris ou de la section des vaisseaux conjoncti-vaux, on en débarrasse la chambre antérieure en faisant entre-bâiller la plaie au moyen de la curette, et en exer-çant sur l'œil des frictions convenables à travers les pau-pières.

Pour qu'une iridectomie donne son maximum d'effet utile dans le glaucome, elle doit remplir les deux conditions suivantes :

1° Être suffisamment large, c'est-à-dire intéresser environ un quart de l'iris.

2° Être aussi périphérique que possible.

De Græfe, toutefois, pense qu'on peut transgresser ce der-nier principe sans trop d'inconvénients, dans les cas de glau-come aigu; mais il considère son exécution stricte comme indispensable dans le glaucome chronique.

Suites de l'opération. — Telles sont les règles applicables à l'opération elle-même. Nous devons maintenant examiner quelles en sont les suites.

La cicatrisation de la plaie cornéale est généralement prompte, et il est rare de voir survenir des complications.

Lorsque la tension intra-oculaire reste élevée après l'opé-ration, on voit se développer une cicatrisation vicieuse de la plaie scléro-cornéale, et cela d'autant plus qu'on s'est éloigné davantage de la cornée et que le canal de la plaie est plus direct. Voilà sans doute pourquoi l'emploi du couteau de de Græfe y expose plus que la ponction avec la pique triangulaire.

Une condition qui favorise la production d'une cicatrice ectatique ou cystoïde consiste dans l'enclavement d'une portion d'iris entre les lèvres de la plaie. Aussi devra-t-on, pendant l'opération, s'attacher soigneusement à réduire ou à exciser toute portion herniée de l'iris, si petite qu'elle soit.

Un bandage compressif favorisera la cicatrisation régulière. Les instillations d'atropine, s'il y a tendance au resserrement de la nouvelle pupille, seront prescrites utilement à partir du second jour.

Par contre, s'il se produit un enclavement de l'iris, l'ésérine en collyre pourra être indiquée, bien que, très-souvent, l'action myosique de cette substance reste, en pareil cas, sans effet notable.

Comme la hernie de l'iris retarde la cicatrisation, et qu'elle peut, dans la suite, exercer sur la nutrition de l'œil une influence nuisible, il faut la détruire le plus tôt possible. Souvent, dès le second ou le troisième jour, elle contracte des adhérences avec la cicatrice cornéenne, devient irréductible. Ce qui nous a le mieux réussi en pareil cas, c'est d'en faire l'excision. Mais souvent les pinces à iris ne font que rompre la partie herniée, et en rendre la saisie difficile; aussi nous sommes-nous bien trouvé de traverser le petit staphylome à sa base avec un crochet pointu qui rappelle en petit celui de Marion Sims pour l'opération de la fistule vésico-vaginale. Après quoi, un simple coup de ciseaux suffit pour exciser en totalité la portion herniée de l'iris. Il va sans dire qu'après cette petite opération, l'humeur aqueuse s'écoule en totalité, et que la chambre antérieure s'efface momentanément. Aussi faudra-t-il appliquer de nouveau sur l'œil le bandage compressif qui est maintenu en place jusqu'à cicatrisation complète et régulière de la plaie. Généralement, un ou deux jours, trois au maximum, sont suffisants pour ce résultat.

D'après de Græfe, il est un cas où le bandage compressif devra être rejeté après l'iridectomie. C'est lorsque l'œil, bien que dépourvu de chambre antérieure, reste dur et offre un commencement d'irritation. Dans ces circonstances, de Græfe considère l'occlusion comme devant *augmenter fortement les dangers d'une marche maligne*, alors que, sans cela, la cicatrisation aurait pu encore être conduite à bonne fin.

Il est des cas où, le lendemain et les jours suivants, la pression n'est pas encore en voie de réduction, et où la chambre antérieure ne s'est pas rétablie. De Græfe, pour accélérer le travail de réparation, conseille alors l'application de compresses de camomille chaudes; il prescrit du calomel, et, chez les pléthoriques, une saignée, ou, tout au moins, des sangsues ou des ventouses. Les injections hypodermiques de morphine peuvent être heureusement combinées avec les moyens précédents; mais il faut se garder de prescrire des instillations d'atropine en collyre, dans les premiers jours, de peur qu'elles ne provoquent une augmentation de pression, comme nous l'avons déjà signalé à propos du glaucome chronique.

Si l'on n'est pas arrivé à diminuer l'hypertonie, ou si, après un arrêt de plusieurs mois, on voit la tension se reproduire, on commencera par appliquer des ventouses Heurteloup à la tempe. En cas d'insuccès, on pourrait tenter la paracentèse, bien qu'elle n'ait pas donné, entre les mains de de Græfe, des résultats assurés. Toutefois, le plus sûr moyen sera de pratiquer, ainsi que le conseille cet auteur, une nouvelle iridectomie.

Des essais comparatifs ont appris à de Græfe que, dans ces cas, l'"établissement d'un nouveau coloboma, dans une direction opposée à la première iridectomie, a une action infiniment plus énergique sur la pression intra-oculaire que l'excision d'une étendue énorme des parties voisines de la première brèche.

Des essais comparatifs ont été pratiqués sur les deux yeux d'un même malade, dans des circonstances presque identiques. Or, l'œil sur lequel l'excision de l'iris avait été faite dans une partie voisine de la première, a dû être soumis ensuite à une nouvelle iridectomie dans le sens diamétralement opposé.

« Depuis que j'ai fait de telles observations, ajoute de Græfe, j'insiste encore plus scrupuleusement qu'autrefois sur la *réduction complète* de la pression intra-oculaire après l'opération du glaucome. Si l'on ne l'obtient pas strictement, si la pression dépasse encore la moyenne physiologique, et si, avec cela, la puissance visuelle montre la moindre tendance à diminuer, je conseille sans aucune arrière-pensée l'opération complémentaire, dont les chances sont naturellement d'autant plus fortes qu'elle est exécutée à temps. Quant à la technique, je n'ai rien à ajouter; le second coloboma doit remplir les mêmes conditions que le premier. »

Telles sont les règles fondamentales de l'iridectomie dans le glaucome. En finissant le traitement chirurgical de cette redoutable maladie, il nous reste à parler de quelques autres opérations dont la valeur est bien moins démontrée.

Dès 1869, et plus tard en 1871, de Wecker (1) a soutenu devant la Société ophthalmologique de Heidelberg (séance du 4 septembre) l'idée que le succès de l'iridectomie dans le glaucome dépendait beaucoup moins de l'excision de l'iris que de la section sclérale. Suivant lui, s'il était possible de faire à la sclérotique une incision assez étendue, sans s'exposer à l'enclavement de l'iris, l'iridectomie n'aurait plus de raison d'être. Ce chirurgien attribue au mode de réunion des lèvres de la plaie sclérale le pouvoir d'assurer ultérieurement le succès de l'opération, en établissant pour l'humeur aqueuse un point de transsudation. C'est là ce qu'il appelle une cicatrice de filtration.

L'idée de Wecker a été mise à exécution par Quaglino, de Milan (1), sur cinq malades atteints de glaucome, et cela avec un plein succès. Voici le procédé suivi par cet auteur :

« Après avoir obtenu la mydriase atropinique, dit-il, j'incise la sclérotique à l'aide d'un couteau lancéolaire coudé, un peu plus large que celui dont on se sert habituellement pour l'iridectomie ; je le fais pénétrer dans la chambre antérieure jusqu'aux deux tiers de sa longueur. Aussitôt l'humeur aqueuse s'écoule, et l'iris serait fatalement entraîné avec elle à travers la plaie, si l'on commettait l'imprudence de retirer trop brusquement le couteau.

» Afin d'obvier à cet accident, j'exerce, à l'aide du plat de l'instrument, une légère pression sur la surface irienne, en même temps je retire doucement le couteau de la plaie. »

(1) Wecker, *Klinische Monatsblätter*, 1871.
(2) Quaglino, *Annali di Ottalmologia*, 1871, p. 200.

De Wecker dit avoir fait, de son côté, quelques essais de
sclérotomie, suivant un autre procédé. Se servant du
couteau à cataracte de de Græfe, il fait pénétrer l'instrument obliquement à travers la sclérotique très-près du bord
cornéal, comme pour pratiquer un lambeau de 2 millimètres
de hauteur. Après avoir fait la contre-ponction, il sectionne
la sclérotique jusqu'aux deux tiers de l'espace compris entre
les points de ponction et de contre-ponction, et il laisse
s'écouler l'humeur aqueuse en maintenant le couteau dans
la plaie; ce qui, suivant lui, empêche l'iris de faire hernie.
L'auteur déclare, du reste, que ses essais, comme ceux de
Quaglino, sont encore trop peu nombreux pour qu'on puisse
en tirer aucune conclusion pratique.

Nous ne ferons que mentionner l'emploi d'une anse de fil
d'or placé à demeure comme un séton à travers l'œil, dans le
but d'établir une filtration permanente de l'humeur aqueuse.
—Nous attendrons, pour juger cette méthode nouvellement
propagée par de Wecker, que l'expérience se soit prononcée.

L Le Fort, partant de l'hypothèse que les accidents glaucomateux dérivent de l'accumulation d'un liquide séreux entre
la choroïde et la sclérotique, a été conduit à pratiquer un
autre genre de sclérotomie. Elle consiste en une ponction
oblique de la sclérotique à l'aide d'une aiguille à cataracte,
pratiquée au voisinage de la région équatoriale de l'œil. —
Il dit en avoir tiré d'excellents résultats. (*Bulletins de la Société de chirurgie*, 1876.)

Hancock (1), faisant jouer à la contraction du muscle
ciliaire un rôle actif dans la production du glaucome, avait

(1) Hancock, *De la section du muscle ciliaire* (*The Lancet*, 1861, nos de
mars, avril et novembre).

proposé, à son tour, l'opération suivante, qu'il envisage comme une espèce de myotomie sous-sclérale :

« On introduit un couteau à cataracte à la partie inférieure et externe du bord de la cornée, à l'union de cette membrane avec la sclérotique. La pointe du couteau est poussée obliquement d'avant en arrière et de haut en bas, jusqu'à ce que les fibres de la sclérotique soient divisées obliquement dans l'étendue d'environ 1 huitième de pouce (3 à 4 millimètres). Cette section intéresse le muscle ciliaire, et le sang s'écoule le long de la lame du couteau. »

Heiberg a substitué au couteau à cataracte dont s'est servi Hancock un petit ténotome, espèce d'instrument falciforme, ressemblant à l'aiguille à cataracte de de Græfe ou à celle de Ritterich.

Bien que cette opération, que nous considérons comme une simple variété de sclérotomie, ait trouvé des imitateurs plus nombreux que les procédés décrits précédemment, nous ne pensons pas qu'elle soit appelée à se substituer à l'iridectomie. Sans doute l'iridectomie, surtout lorsqu'elle est faite tardivement, est elle-même impuissante à guérir tous les glaucomes; mais il suffit qu'elle puisse sauver un certain nombre d'yeux, pour que nous la considérions comme une des belles conquêtes de la chirurgie contemporaine.

Ce qu'il faut bien retenir, c'est que l'iridectomie, comme toute opération, a ses indications spéciales; c'est à bien connaître ces indications et à les préciser davantage, que doivent tendre désormais tous nos efforts. Tel a été du reste le dernier vœu de de Græfe, lorsqu'une mort prématurée est venue le ravir à la science.

TREIZIÈME LEÇON

Sommaire. — De la choroïdite suppurative ; anatomie pathologique ;
symptômes ; étiologie ; pronostic ; traitement.

Anatomie pathologique. — La choroïdite suppurative
peut être généralisée, ce qui est la règle ; ou bien, n'affecter
qu'un point limité de la membrane, auquel cas, elle siége
principalement vers la région du corps ciliaire, dans la partie
de la choroïde située au-devant de l'ora serrata.

D'après les recherches anatomiques de Schweigger (1),
l'affection débute par les couches les plus internes de la choroïde, autrement dit par la chorio-capillaire, et n'envahit
que plus tard la lamina fusca en dehors, et, en dedans, la
limitante élastique, puis la rétine et le corps hyaloïde.

D'après le même auteur, les altérations de tissu et la suppuration siégent dans le tissu conjonctif périvasculaire. Nous-
même, sur nos dissections, nous avons pu voir qu'au début
de la suppuration, la choroïde, examinée par sa face interne,
après avoir été dépouillée de son pigment, présente un
réseau à grosses mailles saillantes, formées par autant de
traînées purulentes périvasculaires, anastomosées entre elles,

(1) Schweigger, *Archiv für Ophthalm.*, IX, p. 192-206. — *Ibidem*, V, p. 216.
Consulter aussi les travaux suivants : O. Weber, *Exp. sur les lapins* (*Archiv
de Virchow*, t. XIX). — Ritter, *Exp. sur les lapins* (*Archiv für Ophthalm.*,
t. VIII). — Schiess, *Exp. sur les animaux* (*Archiv für Ophthalm.*, t. IX,
p. 23-40).

et dirigées, pour la plupart, dans le sens antéro-postérieur.

A une période plus avancée de la maladie, les traînées purulentes gagnent en étendue, et finissent par constituer une nappe de pus, intermédiaire à la couche interne ou élastique de la choroïde et à la lamina fusca placée en dehors.

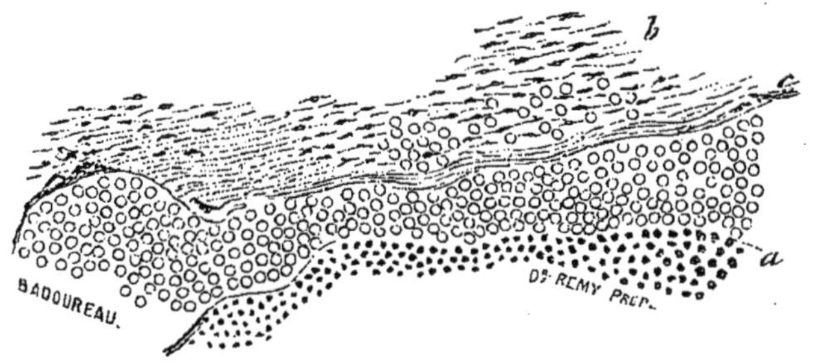

Fig. 8. — Choroïdite purulente.

a, épithélium pigmentaire hexagonal et lame élastique de la choroïde ; *b*, lamina fusca ; *c*, chorio-capillaire ; *d*, nappe de pus intermédiaire à la lame élastique et à la lamina fusca.

Sur des coupes microscopiques comme celle figurée ici, on voit nettement cette disposition (fig. 8.), et de plus, il est facile de se convaincre que la lame élastique et l'épithélium pigmentaire hexagonal qu'elle supporte, se trouvent décollés en masse, sans altération apparente des cellules pigmentaires. Ce fait est contraire à l'opinion de Schweigger, qui dit que les cellules pigmentaires perdent leur forme régulière et leur pigment.

L'intégrité des cellules épithéliales nous paraît d'autant plus importante à noter ici que, dans les diverses variétés de choroïdite atrophique, le stratum épithélial pigmentaire se trouve, au contraire, constamment altéré et comme bouleversé ; sur certains points, il manque complétement, tandis que sur d'autres il s'accumule sous la forme d'îlots ou de bordures entourant plus ou moins complétement les plaques atrophiques de la choroïde.

Lorsque la choroïdite suppurative, au lieu de s'arrêter dans sa marche, fait d'incessants et rapides progrès, les leucocytes envahissent complétement toute l'épaisseur de la tunique vasculaire. Ils gagnent bientôt la rétine qui est décollée, l'humeur vitrée qui devient trouble, l'iris et les procès ciliaires qui s'infiltrent de pus, la chambre antérieure où l'on observe habituellement un hypopyon. Enfin la cornée et la sclérotique sont envahies, se perforent et laissent échapper partiellement le contenu purulent du globe.

D'après Schweigger, à mesure que le parenchyme choroïdien s'infiltre de pus, les cellules pigmentaires du stroma perdent pour la plupart leur pigment, deviennent transparentes, se ratatinent et disparaissent. Plus rarement on les voit demeurer intactes et conserver leur pigment. Cette altération des cellules du stroma doit être considérée, non comme une multiplication inflammatoire, mais comme une modification régressive de ces éléments.

A côté du trouble nutritif ayant pour siége les cellules, Schweigger signale l'exsudation d'un liquide séro-fibrineux souvent mêlé d'hématies qui non-seulement infiltre le stroma choroïdien, mais qui peut, dans un espace de temps très-court, s'accumuler entre la choroïde et la rétine et produire un décollement de cette membrane.

Un fait anatomo-pathologique fort curieux que nous avons observé dans certains cas de choroïdite suppurative, consiste dans la présence d'un réticulum lymphoïde entre la choroïde et la sclérotique, et même sous le muscle ciliaire. (Voyez pour la figure microscopique de ce tissu la leçon 5, page 72.) Sa production en ce point est un argument nouveau en faveur de l'opinion de Schwalbe qui voit dans l'espace supra-choroïdien une cavité lymphatique. Ce réticulum rappelle toutefois l'aspect de la fibrine coagulée à l'état réticulaire, sauf qu'ici les filaments entre-croisés apparaissent beaucoup plus fins.

Déjà, de son côté, Bolling Pope avait constaté la production de ce tissu lymphoïde ou réticulum fibrineux sous la choroïde, dans un cas qui lui est propre (1), de sorte que le fait nous paraît bien démontré.

Symptômes. — La choroïdite suppurative débute, en général, comme une ophthalmie violente ; de là les noms de panophthalmie, d'ophthalmitis et de phlegmon de l'œil qui lui ont été donnés tour à tour.

Un des premiers symptômes consiste dans une forte injection avec chémosis inflammatoire de la conjonctive qui devient d'un rouge sombre. Les paupières elles-mêmes ne tardent pas à s'œdématier. Le globe de l'œil devient dur, très-sensible au toucher ; il perd sa mobilité à cause de l'infiltration séro-fibrineuse du tissu cellulaire de l'orbite. Il est si complétement fixé qu'on ne peut, même à l'aide de la pression, lui imprimer aucun mouvement.

La suppuration du cul-de-sac conjonctival est généralement peu abondante ; ce qui, joint à l'absence d'un gonflement notable de la conjonctive palpébrale, exclut, au début du mal, l'idée d'une ophthalmie purulente. Parfois la conjonctive, surtout au niveau du cul-de-sac inférieur, se revêt d'une couche lardacée qui peut se détacher comme une fausse membrane, et qui se reproduit à mesure qu'on l'enlève.

(1) Bolling Pope, *Annales d'oculistique.* T. LVI, p. 55, année 1866.

Bientôt la maladie, faisant des progrès, envahit l'humeur aqueuse qui se trouble, ainsi que la pupille qui ne tarde pas à devenir lactescente et à contracter des adhérences avec la capsule du cristallin. La chambre antérieure, réduite dans ses dimensions, se remplit de pus. La cornée elle-même ne tarde pas à s'opacifier, et à s'infiltrer de pus (onyx), parfois avec une telle rapidité qu'il suffit de deux à trois fois vingt-quatre heures pour voir cette membrane se transformer en une bouillie informe et se perforer.

La sclérotique elle-même, ainsi que l'épisclère, peuvent, dans certains cas, entrer en suppuration, et se perforer en un point qui généralement correspond à l'insertion des muscles droits de l'œil.

Dès le début, la choroïdite suppurative provoque une sensation de plénitude dans l'œil, qui ne tarde pas à se transformer en une douleur pongitive extrêmement violente qui prive le malade de tout sommeil. Cette douleur, d'abord limitée à la région de l'orbite, ne tarde pas à gagner le front, la tempe, l'oreille, la mâchoire supérieure ; elle peut même envahir toute la moitié correspondante de la tête.

Le malade se plaint de ressentir des battements artériels qui rappellent ceux du panaris. A mesure que le mal fait des progrès, les douleurs s'exaspèrent jusqu'à ce que la coque oculaire se rompe spontanément, ou que le chirurgien se décide à pratiquer une ponction en pleine sclérotique. Même alors, il n'est pas rare de voir, après un temps de rémission, les douleurs s'exaspérer de nouveau, soit que les masses purulentes concrètes contenues dans l'œil fassent difficilement issue, soit qu'il y ait propagation du travail suppuratif au tissu cellulaire rétrobulbaire (phlegmon de l'orbite).

Au début, bien que la vision soit considérablement diminuée, le malade se plaint de photophobie bilatérale, avec larmoiement et rétrécissement congestif de la pupille du côté sain. En même temps, il est tourmenté par de la photopsie sous forme de flammes et de spectres brillants, indice de l'excitation de la rétine. A mesure que la désorganisation de cette membrane fait des progrès, ce symptôme décroît et bientôt il disparaît pour faire place à une cécité complète.

Les symptômes généraux qui accompagnent la panophthalmie, sans être constants, offrent habituellement une grande intensité. Ce sont des frissons, de l'anxiété, de l'insomnie, parfois même du délire et des convulsions. Au début, le pouls est plein et fort ; plus tard, il devient faible et fréquent; ce qui, joint à l'aspect terreux de la face et à l'amaigrissement rapide, indique un état adynamique. Dans une période avancée, et surtout quand la terminaison doit être fatale, le malade est somnolent et il tombe dans le coma.

Le cortége des troubles fonctionnels est loin d'être toujours aussi grave, et, dans beaucoup de cas, on assiste à la fonte de l'œil sans que la santé générale soit actuellement atteinte.

Ces différences dans la marche tiennent à la présence ou à l'absence de complications du côté des parties voisines, orbite et crâne, et aussi à l'état constitutionnel du malade.

La débilité, l'âge sénile, l'alcoolisme rendent généralement la marche de la maladie plus prompte, et en augmentent la gravité. Nous en dirons autant du typhus, des fièvres exanthématiques à forme grave, de la méningite cérébro-spinale épidémique, de la pyohémie, de l'état puerpéral.

Lorsque la maladie reconnaît pour cause un traumatisme soit accidentel, soit chirurgical, surtout s'il se complique de la présence d'un corps étranger dans l'œil, la fonte suppurative de l'organe survient généralement dans un espace de temps très-court.

Au contraire, dans les cas de choroïdite peu intense et localisée à une portion circonscrite de cette membrane, les symptômes offrent moins de violence, le pus ne se fait pas jour au dehors, et l'œil, au lieu de se vider, se ratatine et s'atrophie insensiblement.

Étiologie. — La cause la plus habituelle de la choroïdite suppurée réside dans un traumatisme de l'œil, tel que contusion, plaie, opération chirurgicale. L'action fâcheuse du traumatisme est d'autant plus à craindre que l'œil est déjà le siége d'un staphylome, d'une conjonctivite intense, ou d'une inflammation profonde de la choroïde et de l'iris. Par contre, il est souvent surprenant de voir combien les yeux en voie d'atrophie montrent de tolérance pour des traumatismes réitérés (iridectomies répétées ; extraction primitive et secondaire d'une cataracte, etc.).

De toutes les blessures de l'œil, celles qui exposent le plus à la panophthalmie sont les plaies de la cornée, surtout chez les sujets scrofuleux, débilités ou avancés en âge. Les blessures de la sclérotique, au contraire, sont celles qui exposent le moins à la suppuration. Toutes choses égales d'ailleurs, la présence d'un corps étranger dans l'œil (fragment de métal, cristallin récliné ou blessé), augmente considérablement les chances de cette grave complication.

Sous les titres d'ophthalmitis idiopathique et phlébitique, Mackenzie range tous les cas de choroïdites suppuratives développées spontanément en dehors de tout traumatisme direct de l'œil. Ce qu'il appelle ophthalmitis idiopathique reconnaît presque toujours, d'après lui, pour cause un état infectieux de l'organisme.

Cette remarque s'accorde avec les observations d'autres auteurs qui prouvent que la choroïdite suppurée peut se montrer à la suite de la rougeole, de la variole, de la scarlatine, du typhus et de la méningite cérébro-spinale épidémique.

La même cause infectieuse se retrouve pour la variété dite phlébitique de la maladie, qui a reçu également les noms d'ophthalmie pyohémique et puerpérale. L'infection purulente semble en effet jouer ici le principal rôle, qu'elle dérive de la blessure d'une grosse veine, ou qu'elle soit sous la dépendance de l'état puerpéral. Déjà Hall et Higginbottom (1) avaient insisté sur cette dernière cause, en faisant observer que l'affection oculaire avait éclaté, dans ces cas, du cinquième au onzième jour après la délivrance, et que, cinq fois sur six, l'œil gauche avait été le siége de la maladie.

Mackenzie (2), de son côté, rapporte un certain nombre d'observations qui témoignent de la prédominance de la maladie sur l'œil gauche, et de l'influence incontestable de la fièvre puerpérale.

Toutes les fois qu'on a eu l'occasion de pratiquer l'autopsie, on a trouvé des abcès dans différentes parties du corps, une phlébite utérine, et, dans certains cas, une thrombose des veines du membre inférieur.

Les arthrites traumatiques suppurées, l'érysipèle phlegmoneux du cuir chevelu et de la face, le furoncle de la face, le phlegmon diffus des membres avec suppuration et sphacèle,

---

(1) *Medico-chirurgical Transactions*, vol. XIII, p. 189, London, 1825.
(2) Mackenzie, *Traité des maladies des yeux*, t. II, p. 94-96.

la pustule maligne peuvent se compliquer de pyohémie avec
suppuration et embolie veineuse, et consécutivement de
panophthalmie. Dans la plupart des cas de cette nature,
nous avons trouvé à l'autopsie, outre l'altération de l'œil, du
pus dans la veine ophthalmique et jusque dans le sinus caver-
neux, en même temps que des abcès métastatiques dans les
viscères et des épanchements purulents dans les séreuses.

Todd (1) insiste sur une cause d'erreur qu'il croit commune en pareil cas, à savoir la possibilité de confondre la
phlébite et les accidents pyohémiques avec une soi-disant fièvre
typhoïde qui serait suivie de phlébite. « Je me rappelle, dit-
il, avoir vu dans ma pratique particulière un cas dans lequel
du pus se montra dans la chambre antérieure de l'œil. Le
malade présentait tous les caractères de la fièvre typhoïde, et
j'en jugeai ainsi pendant quelque temps. Je fus un jour fort
surpris de voir le pus déposé dans la chambre antérieure
augmenter très-rapidement de quantité; du pus fut ensuite
trouvé dans les articulations du coude et de l'épaule. A l'autopsie, nous trouvâmes un ulcère dans le cœur, à la base de
l'une des valvules mitrales. » Cette observation intéressante
de Todd prouve que l'endocardite ulcéreuse peut entraîner
à sa suite la pyohémie et le phlegmon de l'œil.

Nous ne pouvons discuter ici la question de savoir si la
choroïdite purulente métastatique tient à une véritable infection du sang par le pus, ou bien, d'après la théorie de
Virchow, à des embolies qui, parties d'un point quelconque
du système veineux ou du cœur, vont s'arrêter dans les vaisseaux de la choroïde.

____

(1) Todd, *Medical Times and Gazette*, 1852, p. 182.

Cependant Knapp (1), se fondant sur trois cas observés par lui, croit avoir établi la théorie embolique dans les cas de choroïdite purulente métastatique. Après avoir lu le travail de cet auteur, intitulé : « De la choroïdite métastatique expliquée par la clinique et par l'anatomie pathologique », nous avons le regret de dire que nulle part nous n'y avons trouvé la preuve que cette choroïdite se soit produite par l'arrêt d'un embolus dans les vaisseaux de la choroïde.

L'auteur lui-même en convient lorsque, dans les remarques placées à la fin de son travail, il dit : « Bien qu'on ait cherché vainement ici des oblitérations, on peut toutefois les admettre. » Nous dirons, à notre tour, qu'une supposition ne peut constituer une preuve, et que le mieux alors est de savoir attendre avant que de se prononcer d'une manière définitive.

Pronostic. — Il est toujours grave. L'œil atteint se perd presque fatalement, soit par fonte purulente aiguë, soit par atrophie et phthisie consécutive. Dans ce dernier cas, il n'est pas rare de voir, après des mois et des années, l'œil du côté opposé, resté sain jusque-là, se perdre à son tour, par suite d'une ophthalmie sympathique.

Traitement. — Dès l'apparition des premiers symptômes, il faut opposer à la maladie un traitement énergique. Les applications de glace, les sangsues en grand nombre, les ventouses Heurteloup à la tempe, constituent alors le meilleur traitement local. En cas de chémosis prononcé, on y joindra des scarifications de la conjonctive. Le moyen par excellence pour combattre les douleurs violentes consiste à

____

(1) Knapp, *Archiv für Ophthalm.*, B. XIII, p. 127-181, et *Annales d'oculistique*, t. LIX, p. 63, 1868.

pratiquer chaque jour une ou deux injections hypodermiques de morphine.

Dans les cas où la cause première du mal réside dans un traumatisme avec purulence de la conjonctive, nous nous sommes bien trouvé des instillations répétées d'un collyre modificateur, tel que le collyre au sulfate de zinc ou au nitrate d'argent au trentième. En tarissant la source du pus, on peut espérer que les leucocytes n'iront plus infecter les bords de la solution de continuité de l'œil.

Le mercure à hautes doses administré au début, soit par la bouche, soit en frictions, et poussé jusqu'à salivation, a donné parfois d'excellents résultats. Mackenzie rapporte, à ce sujet, une observation très-démonstrative. Il s'agit d'un cas de guérison complète, le seul qu'il ait été appelé à voir, obtenue par l'administration du calomel associé à l'opium.

Le chloral comme somnifère, le sulfate de quinine comme antipyrétique et antinévralgique, rendront aussi des services. Enfin, s'il existe de la constipation et un état saburral, les laxatifs seront joints aux autres moyens de traitement.

Une fois la suppuration établie, il y a peu à espérer des moyens antiphlogistiques. On ne les prescrira plus qu'avec ménagement, de peur de débiliter le malade et de hâter la destruction de l'œil.

On se trouvera même bien de remplacer alors les compresses froides par des compresses chaudes et aromatiques (infusion de camomille), et de substituer au traitement débilitant un traitement tonique (vin de quinquina, lait, etc.), tout en continuant l'usage des narcotiques.

S'il y a une tension très-forte du globe avec hypopyon, le mieux sera de pratiquer une paracentèse vers la partie la plus déclive de la cornée. Si l'exorbitis est très-prononcé, et qu'on ait lieu de craindre la formation d'une collection séro-purulente rétro-bulbaire, il faudra, d'après Mackenzie, pratiquer une ponction vers la partie inféro-interne de l'orbite, après avoir incisé la conjonctive, comme on le fait dans l'opération du strabisme. Il va sans dire que l'instrument devra être conduit parallèlement au plancher de l'orbite, afin d'éviter la blessure du globe et des muscles qui l'entourent.

Il arrive parfois que les paupières énormément tuméfiées, surtout la supérieure, tendent à se sphacéler.• Si pareille chose est à craindre, on y pratiquera des mouchetures, ou mieux encore un débridement dans le sens horizontal et sur le point le plus culminant de la tuméfaction.

Il est une autre complication qui découle aussi du gonflement considérable des paupières, c'est l'enroulement des tarses avec trichiasis. Celui-ci devient une cause nouvelle de destruction pour la cornée, si l'on n'y porte promptement remède.

Dans les cas de renversement léger des bords palpébraux, il suffira d'appliquer sur la paupière une traînée de collodion pour voir immédiatement celle-ci reprendre sa rectitude. Quand l'inversion des cils est plus prononcée, nous nous trouvons bien de l'application d'une petite serre-fine, qui fait un pli à la peau de la paupière, et qui est ensuite fixée sur la joue à l'aide d'un fil et d'un petit fragment de coton imbibé de collodion.

Pour empêcher la peau d'être ulcérée par la pression, il suffit de déplacer la serre-fine toutes les vingt-quatre heures, en la maintenant toujours parallèle au bord palpébral.

Par suite de la sécrétion du pus et d'une quantité surabondante de larmes, on voit souvent les bords palpébraux
s'excorier et s'accoler; aussi prescrivons-nous l'application
réitérée sur les paupières de cold-cream ou d'huile d'amandes
douces bien fraîche.

Lorsque, en dépit de tous les moyens employés, l'œil a été
entièrement envahi par la suppuration, il ne reste plus qu'à
débarrasser le malade d'un organe à jamais perdu, qui ne
fera désormais que prolonger ses souffrances et amener des
complications du côté de l'orbite ou du crâne.

On pourrait croire, au premier abord, que l'ouverture
spontanée de l'œil ou une incision pratiquée par le chirurgien
suffit à évacuer le contenu du globe et à faire cesser les accidents. Tel n'est pourtant pas habituellement le cas, car le
pus contenu dans l'œil forme un magma, une masse
concrète adhérente aux membranes profondes. La seule
manière d'en débarrasser le malade consiste à exciser
l'hémisphère antérieur du globe, ou à l'énucléer en totalité.

De ces deux opérations, excision partielle et énucléation,
la dernière rend la guérison plus rapide et plus complète,
en même temps qu'elle débarrasse le malade d'un moignon
qui, tôt ou tard, pourra agir d'une façon fâcheuse sur l'œil
sain.

On a objecté, il est vrai, que l'excision partielle, en conservant un reste d'œil, rend la prothèse plus parfaite, à cause
des mouvements communiqués à l'œil artificiel. Mais ce
n'est là, croyons-nous, qu'une idée préconçue. En effet,
l'excision de la moitié antérieure de l'œil prive la portion
restante d'une action musculaire efficace, presque autant que
l'énucléation totale, pourvu qu'on fasse celle-ci, en respec-

tant les muscles, suivant le procédé de Bonnet, de Lyon.

D'ailleurs, l'excision partielle eût-elle un certain avantage, que celui-ci ne saurait en aucune façon contre-balancer le profit qui résulte pour le malade de l'énucléation, lui permettant de se rétablir promptement et le mettant à couvert de toute crainte d'inflammation sympathique ultérieure.

Une objection plus sérieuse contre l'énucléation consiste à dire avec de Græfe qu'elle expose le malade à une méningite par propagation, lorsqu'on la pratique en pleine période inflammatoire.

On pourrait concevoir à la rigueur cette crainte si l'on enlevait, en même temps que l'œil, une partie du tissu cellulo-graisseux de l'orbite; mais si l'on s'attache à n'extirper que le globe lui-même en laissant intacte la capsule de Ténon, une semblable propagation de l'inflammation devient peu probable, et, pour notre compte, nous ne l'avons jamais rencontrée.

Si, par suite d'une complication de phlegmon orbitaire, on prévoyait ne pouvoir énucléer l'œil sans ouvrir la capsule de Ténon, on se bornerait, pour plus de sécurité, à pratiquer l'excision partielle.

Le pansement après l'opération devra varier, suivant que le tissu cellulaire de l'orbite participe ou non à l'inflammation de l'œil.

En cas de phlegmon orbitaire, les cataplasmes et les fomentations émollientes constituent le meilleur topique. Dans le cas contraire, une simple rondelle de linge enduite d'un corps gras et recouverte d'un tampon de ouate, le tout maintenu en place à l'aide d'un bandage occlusif modérément serré, convient parfaitement. Depuis longtemps déjà nous avons reconnu les avantages de ce pansement sec sur tous les topiques humides. En effet, ce mode de pansement amène rapidement le dégorgement des tissus et la cessation de la suppuration que les applications humides prolongent assez souvent en amenant un état eczémateux des paupières.

Nous nous dispensons habituellement de pratiquer la suture de la conjonctive, de peur de voir le sang s'amasser derrière cette membrane. Enfin, pendant les premières vingt-quatre heures qui suivent l'opération, nous plaçons dans l'orbite une boulette de coton ou de charpie attachée à un fil et bien graissée. Ce mode de pansement suffit à arrêter l'hémorrhagie généralement peu considérable, et sert à façonner en quelque sorte la cavité destinée à recevoir plus tard l'œil artificiel.

QUATORZIÈME LEÇON

SOMMAIRE. — De la choroïdite parenchymateuse ; anatomie pathologique; symptômes et marche ; terminaisons ; étiologie ; traitement.

Anatomie pathologique. — La choroïdite parenchymateuse, comme la forme suppurative de la maladie, siége de préférence dans la chorio-capillaire. La rétine, par suite de son voisinage immédiat, ne tarde pas à s'atrophier, ou bien à se décoller et à être séparée de la choroïde par un épanchement séreux ou sanguinolent. .

Généralement le mal se localise sur certains points de la choroïde, et y détermine la formation de bosselures onduleuses d'une coloration jaune rougeâtre ou grisâtre, souvent encadrées par du pigment noir, et pouvant offrir à leur surface des vaisseaux propres. Ceux-ci se présentent sous la forme de stries rougeâtres tout à fait distinctes des vaisseaux rétiniens qui rampent à la surface de la tumeur.

Contrairement au sarcome choroïdien, la choroïdite parenchymateuse, même lorsqu'elle prend un grand développement, reste bornée à son lieu d'origine, qui est l'hémisphère postérieur de l'œil, et n'atteint que tout à fait exceptionnellement la région ciliaire et l'iris.

L'examen histologique de la néoformation y démontre la présence d'éléments embryoplastiques dont les transformations ultérieures varient suivant que la maladie se termine par suppuration et par fonte de l'œil, ou bien par atrophie. Dans ce dernier cas, une partie des cellules nouvelles se ratatinent et subissent la dégénérescence graisseuse, tandis que d'autres se transforment en tissu fibreux et même osseux. A ces éléments organisés s'ajoutent souvent du pigment libre en plus ou moins grande quantité, des molécules graisseuses, des cristaux de cholestérine ou de tyrosine et des dépôts calcaires en grand nombre.

Les plaques osseuses qu'on rencontre sur des yeux perdus depuis de longues années reconnaissent cette origine. Tantôt ces plaques occupent des points disséminés de la choroïde; d'autres fois, elles envahissent la presque totalité de cette membrane.

Dans ces cas, nous l'avons vue présenter la forme d'une coque osseuse complète perforée en arrière pour laisser passer le nerf optique, et s'étendant en avant jusqu'à l'ora serrata.

Un examen attentif fait sur un œil que nous avons énucléé à l'hôpital Saint-Louis, nous a permis de constater que cette coque osseuse était contenue tout entière dans l'épaisseur de la choroïde, dans le point occupé normalement par la chorio-capillaire. Elle était recouverte en dedans par l'épithélium noir de la choroïde hyperplasié et altéré, et en dehors par la lamina fusca restée saine, bien que considérablement amincie.

D'après Pagenstecher (1), on voit dans le tissu osseux de nouvelle formation des ostéoplastes ainsi que de rares vais-

_____
(1) Pagenstecher, *Archiv für Ophthalm.*, t. VII, p. 93.

seaux, en partie remplis de molécules graisseuses. Il y a rencontré aussi des foyers de substance médullaire, renfermant de nombreuses cellules adipeuses.

Berthold (1), sur un œil énucléé par suite d'une blessure remontant à vingt ans, trouva la choroïde ossifiée et presque totalement séparée de la sclérotique par un liquide jaunâtre. Sur des coupes transversales de la choroïde on rencontra, de dehors en dedans, une couche de tissu connectif pigmenté, une couche de tissu osseux normal renfermant des espaces médullaires à cellules graisseuses, une seconde couche de tissu connectif réticulé et feutré. La rétine avait disparu, l'artère et la veine centrales étaient encore reconnaissables.

Schiess - Gemuseus (2) a examiné au microscope huit yeux présentant des ossifications à des degrés divers. Sur sept d'entre eux, l'ossification avait pris naissance dans les couches les plus internes de la choroïde (lame hyaline et chorio-capillaire). Dans un autre cas, le tissu osseux était intermédiaire à la lame hyaline de la choroïde refoulée en dehors, et à l'épithélium pigmentaire tapissant sa face interne. La chorio-capillaire n'est donc pas toujours le point de départ de l'ossification.

Sur d'autres yeux, au lieu d'une coque osseuse, on voit seulement des trabécules osseuses traversant la masse néoplasique sous forme d'aiguilles entre-croisées.

Sur un œil que nous avons énucléé à l'Hôtel-Dieu, dans le service du professeur Laugier, il existait en outre une plaque osseuse dans l'épaisseur de l'iris. Le tissu néoplasique qui

(1) Berthold, *Archiv für Ophthalm.*, 1870, p. 200.
(2) Schiess-Gemuseus, *Archiv für Ophthalm.*, XIX, p 202.

présentait sous le champ du microscope des corpuscules osseux très-nets, occupait la couche intermédiaire à l'uvée et au stroma de l'iris (fig. 9).

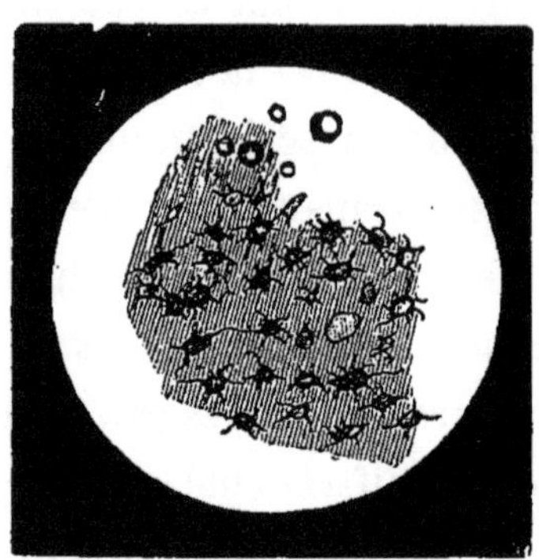

Fig. 9. — Ossification de l'iris.

Nous n'avons jamais été à même d'observer dans la choroïde la présence des éléments cartilagineux qui, d'après J. Meyr (1), y précéderaient l'apparition du tissu osseux.

La rétine ne tarde pas à être envahie par le processus morbide, et profondément altérée. Il en est de même du corps vitré et du cristallin. Ce dernier se recouvre souvent de dépôts calcaires, son tissu se modifie, et la cristalloïde devient très-adhérente à la fossette hyaloïdienne.

Symptômes et marche. — Les symptômes n'offrent rien de fixe, et sont subordonnés à la marche plus ou moins rapide de la maladie. Lorsque l'hypergenèse du tissu choroïdien se fait lentement, elle ne s'accompagne que de symptômes inflammatoires faibles ou même tout à fait nuls. Par contre, lorsque le processus pathologique marche avec rapidité, on voit survenir soudainement un décollement de la rétine, le corps vitré se remplit d'opacités floconneuses qui ne per-

(1) J. Meyr, *Beiträge für Augenheilkunde,* Wien, 1850.

mettent plus d'éclairer le fond de l'œil, un reflet verdâtre se montre dans le champ pupillaire. La vision est alors complétement abolie ; c'est l'œil de chat amaurotique de Beer.

Dans le cours de la maladie, il n'est pas rare de voir survenir une injection des vaisseaux ciliaires, localisée sur un point de la sclérotique, en même temps que l'œil se montre dur et sensible au toucher. On pourrait alors confondre la choroïdite parenchymateuse avec une scléro-choroïdite antérieure, avec un sarcome de la choroïde, ou même avec un glaucome subaigu.

L'intensité de la douleur est très-variable. Dans certains cas lents, c'est à peine si le malade accuse quelques sensations pénibles. Si, au contraire, le mal fait des progrès rapides, les douleurs peuvent prendre un caractère de plus en plus aigu, au point de devenir insupportables et de ne cesser qu'après la perforation de l'œil.

Au début, les malades sont souvent tourmentés par des sensations lumineuses qui disparaissent plus tard, à mesure que les éléments rétiniens se désorganisent.

Tantôt la vue baisse graduellement, tantôt elle se perd d'une façon brusque, et ce dernier phénomène coïncide presque toujours avec un décollement de la rétine.

Terminaison. — Presque toujours l'œil atteint de choroïdite parenchymateuse s'atrophie et devient phthisique, soit après suppuration et perforation de la cornée, soit par réduction lente et progressive de son volume. Dans ce dernier cas, la cornée réduite dans ses dimensions et comme plissée sur elle-même conserve pourtant toute sa transparence.

Des années entières peuvent s'écouler sans qu'aucun phénomène vienne s'ajouter à l'atrophie du globe. Mais ce n'est là parfois qu'une sécurité trompeuse, et l'on peut voir survenir de nouvelles poussées inflammatoires, par suite de l'extension ou du déplacement des plaques calcaires, ou d'hémorrhagies intra-oculaires intercurrentes. Ce qu'il y a le plus à craindre en pareil cas, c'est de voir se développer sur l'œil sain une ophthalmie sympathique.

Une autre transformation consiste dans la production de masses mélaniques qui finissent par remplir la coque de l'œil atrophié. On a alors affaire au sarcome mélanique, qui peut amincir et perforer la sclérotique, pour de là gagner le tissu cellulaire de l'orbite. Nous avons presque toujours vu cette perforation se faire vers l'équateur de l'œil, ou plus souvent encore au pourtour du nerf optique, qui lui-même peut être envahi par la néoformation. Tantôt le tissu de ce sarcome est résistant et formé de cellules allongées; d'autres fois, il est mou et composé de petites cellules rondes avec interposition d'une substance amorphe abondante. La première variété constitue le sarcome bénin, qui montre peu de tendance à se propager dans l'orbite et à se généraliser dans l'organisme. La seconde forme est beaucoup plus rapide dans sa marche et offre un bien plus grand danger de généralisation.

Étiologie. — La choroïdite parenchymateuse reconnaît souvent pour cause éloignée un traumatisme ou bien une ophthalmie ulcéreuse et purulente. C'est particulièrement chez les enfants lymphatiques que cette complication est à redouter.

Dans certaines épidémies de méningite cérébro-spinale, on a observé la choroïdite parenchymateuse, liée à des lésions neuro-paralytiques. Cette variété spéciale a reçu de Knapp le nom de choroïdite sarcomateuse.

Traitement. — Il est rare qu'on soit consulté dès le début de l'affection; et cela est d'autant plus fâcheux que la choroïdite parenchymateuse, une fois confirmée, ne se termine presque jamais par la guérison.

Lorsqu'il en est temps encore, on peut essayer, avec quelques chances de succès, les mercuriaux et l'iodure de potassium aidés des saignées locales. En cas de tension exagérée de l'œil, la paracentèse et l'iridectomie peuvent apaiser les douleurs et rendre, ne fût-ce que temporairement, le mal stationnaire.

Si, malgré ces moyens, l'œil tend à se détruire ou à s'atrophier de plus en plus; s'il reste injecté et douloureux à la pression; si surtout il réagit sur l'autre œil d'une manière défavorable, l'énucléation constitue alors la ressource suprême et la seule vraiment efficace.

Depuis qu'on a reconnu la valeur de cette méthode de traitement, les opérations d'énucléation se sont multipliées; et, pour notre compte, il n'y a presque pas de semaine que nous n'y ayons recours pour les nombreux malades qui se présentent à notre clinique de Lariboisière.

QUINZIÈME LEÇON

Synonymie. — Ce genre de choroïdite a également reçu
les noms de choroïdite plastique et de choroïdite exsudative.
De plus, comme elle se termine souvent par atrophie, certains auteurs, Galezowski entre autres, la décrivent sous la
désignation de choroïdite atrophique. A toutes ces dénominations nous préférons celle de choroïdite disséminée, comme
indiquant bien la disposition anatomique des lésions, sans
en préjuger la nature.

Anatomie pathologique. — D'après Iwanoff (1), dont
chacun connaît l'autorité, le nom de choroïdite disséminée
s'applique à tout un groupe de modifications pathologiques
qui offrent un ensemble de caractères ophthalmoscopiques
communs. Des taches blanches bordées de noir, de diverses
grandeurs, disséminées sur une large surface, là marche
lente et insidieuse de la maladie, une altération visuelle relativement peu prononcée, tels sont les symptômes communs
à ce groupe d'affections.

Anatomiquement elles diffèrent pourtant les unes des

(1) Iwanoff, *Klinische Monatsblätter für Augenheilkunde*, 1869, et *Annales
d'oculistique*, t. LXIII. p. 280.

autres, et le seul caractère qui leur soit commun, c'est l'intégrité des couches internes de la rétine.

L'examen anatomique permet de diviser en quatre classes les diverses formes de choroïdite disséminée.

1° La choroïdite *aréolaire* décrite par Förster où la choroïde seule est affectée au début. On y trouve de petites tumeurs formées de cellules privées de pigment. Elles ont beaucoup d'analogie avec les tubercules de la choroïde ; mais elles en diffèrent parce qu'elles n'ont pas de tendance à subir la dégénérescence caséeuse. Plus tard, elles se transforment en tissu conjonctif rétractile qui adhère à la rétine, d'une part, et de l'autre, à la sclérotique. Au niveau de ces tumeurs, l'épithélium noir de la choroïde perd son pigment, qui devient libre et se trouve refoulé vers la périphérie. De là résultent la coloration blanche des plaques choroïdiennes, et l'anneau foncé qui les entoure.

Cette affection s'accompagne souvent de phénomènes inflammatoires, ce qui la distingue des autres formes.

2° Dans une autre variété de choroïdite disséminée, Iwanoff a rencontré des *excroissances verruqueuses* développées aux dépens de la membrane élastique de la choroïde, qui rappellent, à part le jeune âge des malades qui en sont atteints, les excroissances verruqueuses décrites par Donders et H. Müller sur la choroïde des personnes âgées.

Ces élevures s'avancent jusque dans la couche intermédiaire des grains, et plusieurs d'entre elles finissent, avec le temps, par se détacher de la membrane élastique de la choroïde. Vues de face, elles offrent une coloration d'un blanc jaunâtre avec un encadrement pigmentaire.

Cette production pathologique ne détermine jamais de

symptômes inflammatoires. Dans la vision monoculaire, de petits scotomes, correspondants aux excroissances, sont les seuls troubles visuels qu'elle occasionne.

3° La troisième forme de choroïdite disséminée consiste dans une *prolifération des cellules noires de l'épithélium* qui, d'après Schultze et Babuchin, appartient à la rétine, bien plus qu'à la choroïde. C'est donc, à proprement parler, à une rétinite qu'on a affaire en pareil cas. En des points bien circonscrits, l'épithélium pigmentaire devient le siége d'une prolifération cellulaire qui pénètre jusque dans la couche interne des grains. Les amas cellulaires de nouvelle formation sont dépourvus de pigment, et les granulations pigmentaires devenues libres sont refoulées sur les côtés. Au niveau de ces élevures, les éléments de la rétine sont détruits.

4° La quatrième forme, décrite par Pope, a originairement son siége dans les couches externes de la rétine. Le processus intéresse les *extrémités externes des fibres de Müller;* celles-ci s'allongent considérablement, se recourbent en arc, englobent l'épithélium pigmentaire, et le transportent dans le tissu rétinien. Cette altération se développe juste au niveau des régions où, dans les couches internes, a lieu la division des vaisseaux. C'est pour cela que Pope l'a confondue avec la rétinite pigmentaire. Mais tandis que la choroïdite disséminée occupe les couches externes de la rétine, la rétinite pigmentaire siége dans les couches internes, et atteint les fibres nerveuses et les cellules ganglionnaires. Aussi la première ne détermine-t-elle qu'un trouble visuel insignifiant, alors que, dans la seconde, les parties malades de la rétine sont privées de la sensibilité lumineuse.

Cette forme de choroïdite ne demeure pas toujours bornée à la rétine. Il arrive que les fibres radiées hypertrophiées pénètrent dans le tissu infiltré et ramolli de la choroïde.

Comme les autopsies de choroïdite disséminée sont rares, nous relaterons les quelques faits publiés par les auteurs.

Arnold Pagenstecher (1) ayant ouvert l'œil d'un homme âgé de quarante ans, mort de phthisie, trouva, après un durcissement dans l'alcool, les lésions suivantes :

Des plaques de couleur claire, rondes ou ovales, entourées d'un cadre foncé, et éparpillées sur la totalité du fond de l'œil; leurs dimensions étaient fort variables; la plus étendue, large d'environ cinq millimètres, se trouvait au-dessus et en dehors de la macula, tandis que les plus petites ne mesuraient guère que deux millimètres. Dans toutes ces plaques on distinguait un centre clair, enveloppé d'une zone dont la coloration, d'abord légèrement brune, devenait peu à peu plus foncée, pour aboutir à une sorte d'anneau noirâtre qui lui-même se dégradait insensiblement vers les parties voisines. En dehors de ce cadre, on pouvait apercevoir un pointillé de même couleur. La plus grande de ces plaques, examinée avec soin, permit de voir la choroïde et la rétine intimement unies et très-amincies en ce point.

Vue à un fort grossissement, la partie blanche centrale de la plaque offrait des fibres de Müller altérées et déviées de leur direction; entre elles se trouvaient interposées, surtout vers la périphérie, des masses nucléolaires. Au delà de ce point, ces nucléoles disparaissaient par l'adjonction en

____

(1) Arnold Pagenstecher, *in Traité théorique et pratique des maladies des yeux* de Wecker, 2ᵉ édition, t. I, p. 519, note, 1867.

grand nombre de cellules pigmentaires. Plus loin, la mosaïque épithéliale de la choroïde était interrompue çà et là par des cellules fortement pigmentées. Sur des sections perpendiculaires, comprenant la rétine et la choroïde, on se rendait parfaitement compte de l'atrophie de ces membranes, qui provenait manifestement de la rétraction d'un exsudat épanché en ce point. Vers le centre de la plaque, les tissus atrophiés étaient réduits des quatre cinquièmes; on n'y pouvait plus reconnaître ni vaisseaux choroïdiens, ni cellules pigmentaires. Il ne restait plus de la choroïde qu'une trame mince, transparente, légèrement striée, offrant çà et là quelques débris de cellules pigmentaires. La rétine elle-même ne présentait plus qu'une seule couche, formée, comme il a été dit, de fibres de Müller entremêlées de nucléoles. A mesure qu'on se rapprochait de la périphérie, rétine et choroïde reprenaient par degrés leur structure normale.

Hermann Pagenstecher (1), ayant énucléé l'œil d'une femme de trente-cinq ans, atteinte d'ophthalmie sympathique, put constater sur la choroïde un grand nombre de plaques noires disséminées, présentant, pour la plupart, une tache blanche, soit à leur centre, soit sur les parties latérales. A leur niveau, la chorio-capillaire s'épaississait, devenait plus pauvre en vaisseaux, plus résistante et plus pigmentée, et finissait par ne plus représenter qu'un tissu connectif parsemé de cellules pigmentaires et privé de vaisseaux. L'épithélium pigmenté manquait sur certains points, tandis que sur d'autres il formait des amas. Les cellules qui le composent étaient déformées ou détruites, et le pigment

____

(1) H. Pagenstecher, *Archiv für Ophthalm.*, t. XVII, p. 122.

mis en liberté. La rétine était altérée sur tous les points
correspondants aux plaques. Les bâtonnets avaient disparu,
ainsi que la couche granulaire externe, qui était remplacée
par un tissu aréolaire lâche, en relation directe avec la
couche granulée intermédiaire.

Dans les points où se trouvait ce tissu aréolaire, la rétine
était soudée à la choroïde. La papille optique offrait une
excavation glaucomateuse de $0^{mm},75$ de profondeur, preuve
qu'un glaucome secondaire peut venir compliquer la choroïdite disséminée.

H. Pàgenstecher fait observer que les altérations observées
sur la choroïde semblent dépendre de petits îlots d'inflammation, s'attaquant surtout à la chorio-capillaire, et donnant
lieu à la production d'un tissu conjonctif rétractile. Secondairement, l'épithélium pigmenté se sépare, disparaît, ou
subit une prolifération ; ce sont ces changements qui font voir
à l'examen ophthalmoscopique les plaques blanches entremêlées de taches noires. A cela s'ajoutent vers la fin les
plaques atrophiques provenant de l'altération que subit le
stroma de la choroïde lui-même.

Förster (1), le premier, a décrit, sous la dénomination de choroïdite aréolaire, une forme particulière de l'affection (fig. 10).
Aubert (2), décrivant une des plaques qu'on rencontre en
pareil cas sur la choroïde, dit que la plaque est constituée
par un bouton ombiliqué au centre. La portion correspondante de la rétine se trouve atrophiée et réduite au cinquième
de son épaisseur normale. La choroïde s'épaissit au niveau de
la production morbide, qui est constituée par une masse de

____

(1) Förster, *Ophthalm. Beiträge,* Berlin, 1862, p. 27.
(2) Aubert, in Wecker, *loco cit.*, p. 524, note.

tissu aréolaire transparent et incolore, rappelant jusqu'à un certain point le tissu colloïde. Examiné à un fort grossissement, ce tissu présente des fibres irrégulières dont les mailles circonscrivent des cavités à contenu amorphe, ren-

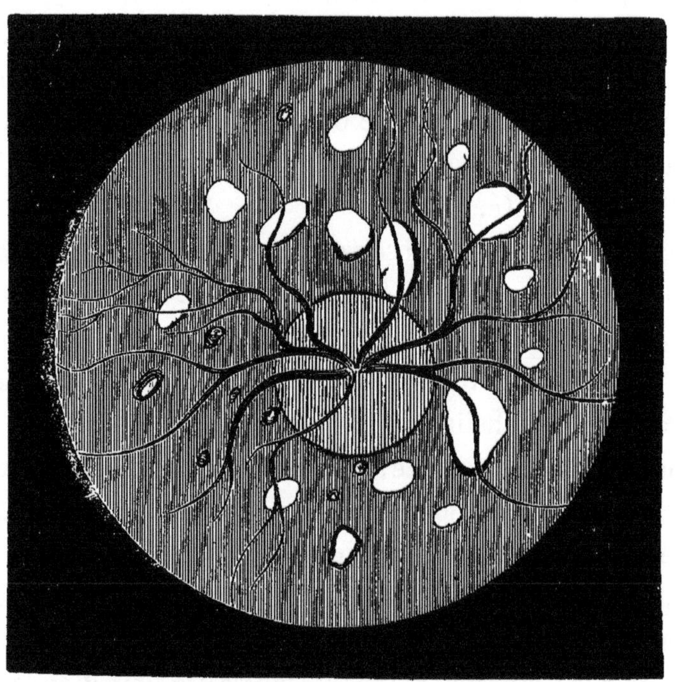

Fig. 10. — Choroïdite aréolaire de Förster.

fermant çà et là de petits corpuscules indéterminés et des cellules à noyau un peu plus considérables. La sclérotique, un peu déprimée à ce niveau, se montre toutefois normale.

Nagel (1) a examiné un œil atteint de choroïdite aréolaire circonscrite, exactement localisée autour de la macula lutea. On y voyait une série de taches formées d'une partie centrale d'un blanc brillant, entourée d'un premier anneau noir, et

(1) Nagel, *Klinische Monatsblätter für Augenheilkunde*, oct. 1868.

d'un second anneau plus périphérique, blanchâtre. Tandis
que la coloration blanchâtre du centre de la tache était due à
un exsudat pathologique, celle de la zone externe, beaucoup
plus terne et un peu rougeâtre, semblait produite par la destruction de l'épithélium de la choroïde, et peut-être aussi
par une altération du parenchyme. Indépendamment de ces
taches, il en existait d'autres, beaucoup plus petites et entièrement noires.

Nagel insiste sur les connexions qu'il a observées entre les
taches de la choroïdite aréolaire, et les vaisseaux de la rétine.
Cela semblerait prouver, selon lui, que l'affection a son siége
principal dans la rétine, et non dans la choroïde, comme on
l'a cru jusqu'à présent.

En résumé, des dissections que nous venons de mentionner
résulte un fait important, conforme à ce que nous enseigne
d'ailleurs la clinique; c'est la participation de la couche
externe de la rétine au processus morbide, et la rupture des
cellules pigmentaires dont la matière colorante noire migre
à distance.

Pour bien comprendre ce dernier phénomène, il faut se
rappeler que, d'après Morano (1), l'épithélium noir contient
normalement, non-seulement chez l'homme, où cela a été
vu pour la première fois par Müller, mais dans toute la
série animale (reptiles, oiseaux, mammifères), des gouttelettes graisseuses. Chose importante à noter, plus on s'éloigne
du pôle postérieur pour se rapprocher de l'équateur de
l'œil, plus ces gouttelettes deviennent nombreuses. Sous
l'influence de la congestion inflammatoire, les éléments

____

(1) Morano, *Die Pigmentschicht der Retina. — Archiv für Mikrosk. Anat.*, de
Max Schultze, t. VIII, 1871.

graisseux peuvent proliférer, au point de faire éclater les cellules. Leur contenu pigmentaire devenu libre se trouve refoulé vers la périphérie; il pénètre dans les couches externes de la rétine, et parfois même jusqu'à la couche des grains.

Pour comprendre la pénétration du pigment dans le tissu rétinien, il est bon de se rappeler que, d'après les recherches de Morano, l'épithélium noir est pourvu de prolongements qui s'insinuent entre les cônes et les bâtonnets, et même jusque dans la couche des grains.

Après un temps variable, à la période de prolifération et de migration des éléments succède une période de résorption et d'atrophie, qui se caractérise cliniquement par le changement de couleur des plaques choroïdiennes. De rouge jaunâtre ou noirâtre qu'elles étaient, elles deviennent blanches au centre, en même temps qu'elles s'aplatissent. Il va sans dire que l'atrophie et l'oblitération des vaisseaux de la chorio-capillaire marchent de pair avec l'atrophie du produit morbide.

Symptômes. — 1° Symptômes locaux. — Nous avons dit que très-souvent le mal procède d'une façon insidieuse, et qu'à part un trouble manifeste et progressif de la vue, rien à l'extérieur ne vient dévoiler les lésions parfois graves dont la choroïde et la rétine peuvent être le siége.

Sauf les cas où, par suite des progrès de la maladie, l'humeur vitrée est devenue trouble et a perdu de sa transparence, l'examen ophthalmoscopique seul peut éclairer le diagnostic.

Le signe pathognomonique de l'affection consiste, nous l'avons déjà dit, dans la présence, au fond de l'œil, de plaques disséminées, dont la grandeur, le nombre, la couleur et le siége, par rapport à la papille optique, sont extrêmement variables. Ajoutons que leurs caractères varient d'un point à un autre, et qu'il n'est pas rare de voir les diverses variétés de plaques coexister sur le même œil.

Il est des cas où la maladie occupe un point tout à fait circonscrit de la choroïde, soit vers les parties équatoriales, soit dans la région de la macula. On a alors affaire à la choroïdite dite circonscrite. Ce n'est qu'après une forte dilatation de la pupille par l'atropine, et en s'aidant du double examen ophthalmoscopique par l'image renversée et l'image droite, qu'on parvient à bien caractériser les plus petites et les plus excentriques des lésions de la choroïde.

Dans une première forme qui s'observe surtout au début de l'affection, l'altération de la choroïde se présente sous la forme d'une ou de plusieurs taches d'une couleur rouge sombre, qui tranchent sur le reste du fond de l'œil. Sur les yeux peu pigmentés, cette coloration rouge peut en imposer pour un épanchement sanguin. Sur les yeux fortement colorés, le point malade apparaît comme une place plus foncée et légèrement opalescente. Bientôt la plaque pâlit, et devient grisâtre ou blanchâtre vers le centre, tandis qu'à la périphérie elle tend à se délimiter plus nettement et à présenter un cadre pigmentaire noir. Il n'est pas rare d'observer alors à l'ophthalmoscope une vascularisation anormale du centre de la plaque, indice de l'hyperémie dont la portion malade de la choroïde est le siége. C'est là une seconde forme sous laquelle se présente la lésion.

Dans une troisième forme de beaucoup la plus commune et la plus caractéristique, on voit à la fois des plaques blanches entourées de noir, et des plaques entièrement noires ou à peu près. Les premières sont généralement les plus grandes, et, d'après toutes les probabilités, les plus anciennes. Elles finissent quelquefois par se confondre, et l'on voit alors tout le fond de l'œil, sauf quelques points restés sains, offrir un aspect gris blanchâtre avec des marbrures pigmentaires irrégulièrement disposées. En même temps l'humeur vitrée se ramollit, devient trouble et présente des corps flottants (synchisis).

Dans la choroïdite aréolaire de Förster, il existe une véritable constellation de plaques de diverses grandeurs, qui occupent de préférence le pôle postérieur de l'œil. Elles sont irrégulièrement disposées autour de la papille et dans la région de la macula. Les plus périphériques sont les plus petites et les plus foncées. Celles qui sont près du centre sont généralement grandes, offrent une coloration blanche, et sont encadrées de noir.

Toutes ces plaques ont des bords très-nets, et les parties de la choroïde qui les séparent conservent toute leur intégrité. Ce dernier caractère, joint au siége de prédilection de la maladie dans l'hémisphère postérieur, et à la conservation de transparence des milieux, sert à distinguer cette choroïdite des autres variétés.

Dans la forme de choroïdite disséminée qui se lie à la syphilis, on remarque au début une localisation de la maladie au pôle postérieur de l'œil, qui tranche par sa coloration plus foncée sur les parties voisines. Bientôt apparaissent de petites taches blanchâtres disposées en groupe, qui semblent parfois affecter une configuration circinée, rappelant celle des éruptions cutanées d'origine syphilitique.

A mesure que la lésion fait des progrès, les plaques blanches s'élargissent par confluence; de nouvelles se montrent dans la région équatoriale; de sorte qu'à un moment donné, il devient fort difficile, d'après l'image ophthalmoscopique seule, de décider si l'on a affaire à une choroïdite syphilitique ou à une simple choroïdite disséminée.

La choroïdite syphilitique se propage plus que toute autre du côté de la rétine, et y détermine un trouble diffus. En même temps l'humeur vitrée perd de sa transparence, et souvent l'œil devient assez peu éclairable pour que les altérations de la choroïde ne soient plus visibles.

Cet obscurcissement peut disparaître rapidement, puis se montrer de nouveau; ce qui permet, pendant les intervalles, de suivre à l'ophthalmoscope les progrès des lésions choroïdiennes et rétiniennes. Une fois la maladie arrivée à son terme, la choroïde atrophiée et dépigmentée sur un grand nombre de points, offre l'aspect d'une mosaïque; la rétine atrophiée elle-même ne possède plus que des vaisseaux rares et filiformes. Alors aussi le disque optique, qui a participé lui-même à la phlegmasie, se montre d'un aspect blanc terne uniforme. Parfois on y rencontre une légère excavation atrophique, bordée d'un anneau tendineux scléral, plus blanc que le reste de la papille.

Il est rare que, dans la choroïdite syphilitique, on observe, dans le corps vitré, des opacités floconneuses d'un certain volume. Par contre, à l'aide d'un éclairage faible, comme celui que donne un miroir plan, il est commun de distinguer dans l'humeur vitrée un semis de points fins qui altère la netteté de l'image, surtout au voisinage du pôle postérieur.

Ce caractère nous semble pathognomonique de l'affection, aussi bien que de la rétinite syphilitique, qui, du reste, la complique souvent.

Le cristallin conserve habituellement sa transparence. Il n'est pas rare toutefois, en se servant de l'éclairage latéral, après dilatation de la pupille par l'atropine, de noter sur la cristalloïde antérieure un dépôt de pigment uvéal, disposé en couronne. C'est là un indice irrécusable qu'un certain degré d'iritis est venu s'adjoindre à la choroïdite ; et cette combinaison morbide nous a semblé le résultat presque assuré d'une intoxication syphilitique. On conçoit dès lors de quelle importance peut être ce signe pour le diagnostic de la choroïdite spécifique.

2° *Symptômes fonctionnels.* — Ce qui domine tous les symptômes fonctionnels, c'est un trouble nuageux de la vue dont se plaignent les malades. Bien que pouvant se conduire, ils sont incapables de lire des caractères tant soit peu fins. Ils se plaignent en outre d'apercevoir des scotomes ou mouches volantes. C'est surtout lorsque le scotome est central, et qu'il occupe la région de la macula, qu'il gêne la vision. Par contre, lorsque les plaques atrophiques siégent vers l'équateur, elles peuvent passer longtemps inaperçues.

Nous avons déjà parlé de l'amblyopie intermittente, survenant brusquement et se dissipant de même, après une durée d'une à deux semaines, pour reparaître de nouveau. Ce symptôme se rencontre surtout dans la variété syphilitique de la choroïdite. Chose curieuse, vers la fin de cette dernière affection, alors qu'il persiste encore des lésions ophthalmoscopiques en apparence graves du côté de la choroïde et de la rétine, on voit parfois des malades jusque-là incapables de se conduire, recouvrer la vue au point de pouvoir lire et travailler. Nous nous rappelons, entre autres, une jeune ouvrière atteinte de choroïdite syphilitique depuis dix-huit mois, et qui, sous l'influence d'un traitement spécifique mixte, finit par guérir. A l'ophthalmoscope, on voyait presque toute la choroïde parsemée de taches alternativement grises et noires, la rétine était pauvre en vaisseaux, la papille blanche ; et néanmoins la malade a pu reprendre son travail de couture et le continuer.

A l'aide du campimètre, on se rend facilement compte des scotomes, tant centraux que périphériques ; mais il est rare qu'on ait à noter un rétrécissement concentrique du champ visuel. On ne l'observe guère que si les parties équatoriales de la rétine ont subi des altérations profondes. Nous en dirons autant de l'héméralopie, qui n'existe qu'exceptionnellement, et à une période avancée de la maladie. La photopsie, qui témoigne de la participation de la rétine à la maladie de la choroïde, ne se montre qu'au début ; mais elle peut se renouveler à chaque exacerbation du mal.

Quant aux douleurs, le malade en éprouve à peine. Elles se réduisent le plus souvent à une sensation de tension et de pression profonde dans le globe.

La photophobie fait également défaut ; seulement les malades accusent de la gêne, lorsqu'ils s'exposent brusquement au grand jour, ou qu'ils passent d'un lieu plus éclairé dans un endroit plus sombre.

En un mot, ils se comportent à la fois comme des albinos, peut-être à cause de la dépigmentation de la choroïde, et comme des amblyopes, par suite de la diminution de sensibilité du nerf optique et de la rétine.

Marche. — Généralement lente, la marche de la choroïdite disséminée se compte par mois et par années. Souvent il
y a des temps d'arrêt pendant lesquels la maladie peut même
rétrograder ; mais de nouvelles rechutes surviennent et l'aggravent de plus en plus.

Diagnostic. — La présence simultanée sur le fond de
l'œil des trois ordres de lésions (plaques exsudatives, plaques
atrophiques et infiltration pigmentaire), l'aspect normal
des parties intermédiaires, l'absence, dans beaucoup de cas,
d'une choroïdite circumpapillaire, l'existence fréquente
d'une syphilis antérieure, fourniront le plus souvent les
éléments d'un diagnostic assuré. Il importe néanmoins de
distinguer la choroïdite disséminée de certaines autres maladies du fond de l'œil avec lesquelles on pourrait la confondre.

La rétinite pigmentaire, qui présente certaines analogies
avec elle, s'en distingue toutefois par son origine souvent
congénitale et héréditaire, par l'absence de plaques blanches
atrophiques, par la conservation de la vision centrale avec
rétrécissement concentrique du champ visuel, enfin par
l'héméralopie qui est un signe à peu près constant.

La rétinite apoplectique et la rétinite albuminurique
offrent, il est vrai, des taches hémorrhagiques et des plaques
blanches ; mais les anneaux et les plaques pigmentaires font
ici défaut.

La rétinite syphilitique diffère à certains égards de la
choroïdite spécifique, bien qu'à vrai dire les deux affections
coexistent souvent.

Dans la rétinite, la papille optique se montre nuageuse et
effacée dès le début, tandis que dans la choroïdite, elle
n'est envahie que plus tard. Les troubles visuels sont plus

prompts à se manifester et plus profonds dans la rétinite
que dans la choroïdite, ce qui se conçoit sans peine. En
somme, si, dans les cas typiques, et à une époque assez
rapprochée du début de la maladie, la distinction est possible entre les deux affections, souvent la participation des
deux membranes au même processus morbide rend tout
diagnostic différentiel impossible.

On peut même dire que, si la variété aréolaire et verru-
queuse constitue réellement une choroïdite pouvant se propager à la rétine, la forme pigmentaire, au contraire, est
une véritable rétinite qui s'étend à la choroïde.

Quant aux lésions syphilitiques, suivant qu'elles revêtent
l'une ou l'autre de ces deux formes, elles doivent être appelées des choroïdites ou des rétinites. Mais il est exceptionnel
de les voir demeurer distinctes ; le plus souvent elles se
fusionnent et constituent des choroïdo-rétinites.

Le diagnostic différentiel entre la choroïdite disséminée
simple et celle d'origine syphilitique trouvera de grandes
présomptions dans le siége des lésions. Celles-ci occupent
plus particulièrement les régions équatoriales dans la forme
simple, et le pôle postérieur de l'œil dans la forme syphilitique. Toutefois ce n'est que d'après l'existence de manifestations syphilitiques sur d'autres points du corps qu'on
pourra établir un diagnostic assuré.

Pronostic. — Lorsque l'affection suit une marche lente,
qu'elle siége vers la région équatoriale de l'œil et qu'elle
atteint des personnes jeunes encore et non débilitées, le
pronostic n'offre pas une grande gravité. C'est là habituellement le cas dans la choroïdite disséminée simple. Par contre,
lorsque la maladie s'attaque à la région de la macula, qu'elle

se montre chez des sujets âgés et cachectiques, et que, procédant par poussées successives, elle intéresse dès le début les éléments sensibles de la rétine, le pronostic acquiert par là même une gravité beaucoup plus grande. Cette dernière marche s'observe surtout dans la variété syphilitique de la choroïdite; heureusement qu'ici le traitement spécifique peut intervenir d'une façon très-utile pour arrêter les progrès de la maladie.

Étiologie. — Souvent les causes prochaines de la choroïdite disséminée simple nous échappent. Tout ce que nous savons, c'est qu'elle peut compliquer la scléro-choroïdite postérieure ou myopique, et qu'elle s'observe fréquemment chez les femmes mal réglées, et, en particulier, chez les femmes arrivées à l'âge de la ménopause. Des hémorrhagies utérines graves et la fièvre puerpérale (Power) (1) ont été signalées parmi les causes de cette affection. Nous en dirons autant de l'état arthritique.

Parmi toutes les causes de la choroïdite disséminée, la syphilis tient incontestablement la première place. Le plus souvent alors elle succède à une iritis, et particulièrement à la variété plastique de cette dernière. De même que celle-ci, elle apparaît comme symptôme secondaire ou de transition, c'est-à-dire de six mois à trois ans après l'infection chancreuse.

Il est rare que l'affection se montre à la fois et au même degré sur les deux yeux. Le plus souvent un seul œil est atteint, et l'autre ne se prend que plus tard.

Traitement. — Le traitement de la choroïdite disséminée

(1) Power, *Illustrations of some of the principal Diseases of the Eye*, London, 1868, p. 429.

doit répondre à des indications diverses, qui sont loin d'être les mêmes dans tous les cas.

La syphilis étant la cause la plus commune, c'est au traitement antisyphilitique qu'on aura le plus souvent recours. Pour que ce traitement réussisse, il faut suivre certaines règles qu'une longue expérience personnelle dans les hôpitaux du Midi et de Lourcine nous a démontrées être indispensables.

Il faut noter d'abord qu'on a presque toujours affaire, en pareil cas, à la forme dite précoce ou maligne des manifestations syphilitiques. Celle-ci ne résulte point d'une variété particulière de virus (syphilis noire), comme on l'a cru trop longtemps, mais bien de la nature du terrain où il se développe. Presque toujours il s'agit, en effet, d'individus faibles, présentant les attributs du tempérament strumeux ou lymphatique. De là, la nécessité de joindre au traitement spécifique un régime analeptique (huile de foie de morue, fer, préparations amères et quinquina).

La voie la plus prompte et la plus active pour l'administration du mercure, c'est la méthode des frictions. Elles ont l'avantage de ne pas influencer défavorablement la muqueuse gastro-intestinale, et de ne pas causer des troubles du foie par suite de l'accumulation du métal dans le système de la veine porte.

La seule chose à craindre dans l'emploi des frictions, c'est la possibilité de voir se développer chez les sujets susceptibles une stomatite mercurielle intense.

On conseille parfois de laisser apparaître la stomatite, et de cesser alors seulement l'administration du mercure. Or l'expérience nous a appris combien ce précepte est fallacieux.

En effet, quand la stomatite apparaît, l'organisme est déjà saturé de mercure qui séjourne longtemps dans les parenchymes avant de s'éliminer. Aussi, malgré l'abandon du traitement, de nouvelles quantités de cet agent continuent à passer par la muqueuse buccale, et aggravent sans cesse la stomatite.

Il faut donc chercher, non à combattre, mais à prévenir la stomatite; et, pour cela, nous n'accordons qu'une confiance très-limitée au chlorate de potasse. Ce qui nous a réussi dans l'immense majorité des cas, c'est l'emploi, dès le premier jour des frictions, de poudres dentifrices fortement astringentes au tannin, au quinquina et au cachou, dont le malade fait usage cinq à six fois par jour.

Dans le même but, nous tenons à ce qu'avant le traitement, la bouché du malade soit en bon état, ayant vu souvent une carie dentaire devenir le point de départ de la stomatite mercurielle.

La sudation provoquée par n'importe quel moyen (tisane de douce-amère ou de salsepareille, décoction de Zittmann, etc.), offre le double avantage de s'opposer à l'action du mercure sur la bouche, et d'agir favorablement sur l'inflammation choroïdienne. La dose journalière de chaque friction est de cinq grammes d'onguent napolitain. Elles se font alternativement sur chacun des quatre membres, le soir, au moment où le malade va se mettre au lit, et doivent être prolongées pendant dix à quinze minutes. Sous l'influence de la chaleur du lit, le métal se volatilise, et une partie se trouve absorbée, croyons-nous, par les poumons.

Quant à l'iodure de potassium, chez les sujets disposés à ressentir trop vivement l'action des préparations iodées, on doit l'administrer d'abord à petites doses (25 à 50 centi-grammes par jour), pour établir la tolérance. Puis on élève la dose à 2 et 4 grammes par jour, en l'incorporant à un sirop amer ou sudorifique, afin qu'il soit mieux toléré par l'estomac.

La durée du traitement antisyphilitique varie suivant les cas. En règle générale, il faut en continuer l'usage jusqu'à ce que l'œil ait recouvré la plus grande somme possible de son acuïté visuelle, et que toute autre manifestation spéci-fique ait disparu. Ce résultat n'est guère à espérer avant la troisième et parfois même la sixième semaine.

Le traitement de la choroïdite séreuse simple doit être divisé en général et en local. — Dans la période d'acuïté du mal, le traitement général consistera dans l'administration des sudorifiques, et en particulier de la tisane de Zittmann, qui, comme sudorifique puissant, et parfois comme purgatif, nous a rendu de très-bons services. Nous administrons habi-tuellement la *décoction forte*, à la dose de une à quatre tasses à café par jour. Le malade fera bien de garder le lit, afin d'exciter la sudation et d'éviter les refroidissements. Géné-ralement on continue l'usage de la décoction sudorifique pendant trois semaines, rarement plus.

L'administration des préparations mercurielles, et, en particulier, du sublimé, a trouvé des partisans. Nous pen-sons qu'on peut et qu'on doit les essayer, mais sans trop y compter. Nous en dirons autant de l'iodure de potassium, qui ne peut être utile que chez les sujets strumeux. Dans ce cas, l'huile de foie de morue, les amers, et, chez les ané-miques, le fer et l'arsenic peuvent être d'une application utile.

Un traitement local actif n'est indiqué que dans la période
aiguë de la maladie. C'est alors que des sangsues, et surtout
des ventouses Heurteloup appliquées à la tempe et renou-
velées tous les cinq ou six jours, seront d'une grande utilité.
Généralement deux à quatre sangsues à la fois sont suffisantes ; quant aux ventouses, une seule suffit, à la condition
de tirer un à deux cylindres de sang par séance.

Nous avons en ce moment sous les yeux un malade atteint
de choroïdite grave, et qui, à deux reprises différentes, a
été traité avec un plein succès par Pagenstecher à Wiesbaden. Le traitement a consisté dans l'emploi de la tisane de
Zittmann (Schweiscur), jointe à l'application de ventouses
Heurteloup à la tempe. Ce même malade, traité précédemment et depuis encore par les mercuriaux et un séton à la
nuque, n'en a pas obtenu la plus petite amélioration.

Lorsqu'on a lieu de soupçonner comme cause de la choroïdite la suppression d'un flux sanguin habituel (règles ou
flux hémorrhoïdal), on prescrira avec avantage les moyens
destinés à ramener ou à suppléer ce flux. C'est alors que
des sangsues à la racine des cuisses, sur le col de l'utérus
ou autour de l'anus, des révulsifs cutanés ou intestinaux,
des diurétiques pourront rendre des services.

Galezowski (1) dit s'être bien trouvé, dans ces derniers
temps, des douches de vapeur appliquées sur les yeux à
l'aide de l'appareil vaporisateur de Lowenço. On les admi-
nistre chaque jour ou tous les deux jours pendant une demi-
heure.

Nous avons employé chez les arthritiques les alcalins,

____

(1) Galezowski, *Traité des maladies des yeux*, p. 708, Paris, 1875.

l'arsenic et l'essence de térébenthine; mais jusqu'ici nous n'avons pu nous convaincre de leur efficacité.

Dans les cas où la maladie est arrivée à son terme et ne consiste plus qu'en des plaques d'atrophie choroïdienne, avec ou sans troubles floconneux de l'humeur vitrée, nous nous sommes bien trouvé de l'emploi de courants continus très-faibles, appliqués d'une tempe à l'autre, ou du front à l'occiput.

Quant à la paracentèse et à l'iridectomie, elles ne trouvent que très-rarement une application utile, et seulement dans le cas où il existe une exagération de la tension intra-oculaire. Généralement c'est le contraire qui a lieu, et les yeux atteints de ce genre de choroïdite se montrent plus mous qu'à l'état normal.

Une précaution essentielle dans la période aiguë de la maladie consiste à faire garder au malade le repos dans une chambre obscure. Plus tard, on lui permettra de sortir avec des conserves coquilles fumées. Dans la période d'atrophie confirmée, des verres grossissants blancs ou légèrement teintés en bleu cobalt seront de quelque utilité pour alléger l'amblyopie dont le malade se trouve affligé.

En tout état de choses, on doit se souvenir qu'il s'agit d'une affection éminemment sujette à récidives; il faut donc s'attacher à les prévenir ou à les combattre, dès qu'elles se montrent, à l'aide des moyens généraux et locaux que comporte chaque cas particulier.

Les récidives sont surtout à craindre chez les syphilitiques et chez les sujets goutteux ou rhumatisants.

SEIZIÈME LEÇON

Sommaire. — Des scléro-choroïdites ; division en postérieure et antérieure.
1º Scléro-choroïdite ou staphylome postérieur. Pathogénie et étiologie ;
anatomie pathologique ; symptômes ; marche ; diagnostic ; pronostic ; traitement.

La scléro-choroïdite constitue un genre de choroïdite
atrophique pouvant s'accompagner d'amincissement avec
ectasie partielle de la sclérotique.

Suivant qu'elle occupe le pôle postérieur de l'œil ou les
parties attenantes à la cornée, on lui donne le nom de scléro-
choroïdite ou staphylome postérieur, ou celui de scléro-
choroïdite antérieure.

Nous nous occuperons d'abord de la première variété, qui
est de beaucoup la plus commune et aussi la plus importante.

1º SCLÉRO-CHOROIDITE OU STAPHYLOME POSTÉRIEUR.

On a longtemps considéré le staphylome postérieur, constaté
anatomiquement pour la première fois par Scarpa, comme
un genre particulier de choroïdite limitée au pôle postérieur
de l'œil, et envahissant en même temps la partie correspondante de la sclérotique. Les recherches récentes démontrent
que cette affection reconnaît pour cause première une conformation myopique de l'œil, et pour cause prochaine et

aggravante, un fonctionnement exagéré de l'organe, fixant des objets fins, mal éclairés et très-rapprochés.

S'il en est ainsi, et c'est ce que nous allons tâcher de démontrer, la nature de l'affection doit être considérée désormais, non plus comme phlegmasique, mais comme étant d'ordre essentiellement mécanique. Cependant l'opinion ancienne de de Græfe, Desmarres, etc., a été reprise dernièrement par Dobrowolski, Erismann et Schiess-Gemuseus.

Remarquons d'abord qu'il est exceptionnel de voir la maladie se développer sur des yeux primitivement emmétropes ou hypermétropes, et absolument exempts de toute trace originelle de staphylome postérieur.

En quoi donc la structure anatomique de l'œil myope diffère-t-elle de celle de l'œil hypermétrope ou emmétrope?

La forme de l'œil myope est celle d'un ellipsoïde à grand axe antéro-postérieur, dont le foyer optique principal, au lieu de coïncider avec le plan de la rétine, est situé plus ou moins en avant de celle-ci. Cette forme ellipsoïde entraîne pour les muscles extrinsèques une difficulté plus grande à mouvoir le globe oculaire. Or, dans la vision de près, à laquelle les myopes sont fatalement astreints, les muscles droits internes, chargés de maintenir la convergence des axes visuels, ont un effort plus considérable à produire. Ils finissent par se fatiguer, et de là résulte l'asthénopie musculaire si commune chez les myopes.

La forme ellipsoïde de l'œil ne constitue pas un moindre obstacle à l'action du muscle droit externe. Ce dernier, obligé, pour maintenir l'équilibre, de résister à son antagoniste, tout en se laissant distendre, exerce sur le globe une pression dont les effets se font surtout sentir du côté où la sclérotique et la choroïde sont le moins soutenues, c'est-à-dire dans la région du pôle postérieur.

D'après Giraud-Teulon, la configuration ellipsoïde de l'œil devient aussi une cause de compression du globe de la part de la sangle musculaire formée par les muscles grand et petit obliques. Cette tendance est d'autant plus marquée que l'œil se porte davantage dans l'adduction. C'est alors la partie postéro-externe de la sclérotique, sur laquelle s'insèrent ces deux muscles, qui se trouve tiraillée; et la région de la papille et de la macula, étant le lieu de moindre résistance, est celle qui éprouve surtout les effets de la compression.

Une particularité anatomique, très-importante aussi comme cause de scléro-choroïdite postérieure, c'est la présence à peu près constante dans l'œil myopique d'un croissant blanc ou gris occupant de préférence le côté externe de la papille. Jœger (1) a démontré le premier que le plus souvent il s'agit là d'une disposition congénitale, sorte d'arrêt de développement de cette partie de la choroïde, qui rappelle sous plusieurs points de vue le coloboma congénital de cette membrane. On comprend que l'effet de cette disposition soit de rendre la sclérotique plus mince et plus extensible, et de faciliter, par conséquent, la production du staphylome.

Nous venons de voir le rôle que jouent les muscles extrinsèques et la conformation de l'œil myopique dans le développement de la scléro-choroïdite postérieure. Examinons maintenant quelle part peut revenir dans cette étiologie au phénomène de l'accommodation.

Partant de l'idée que le myope possède de la réfraction en excès, on a refusé au muscle ciliaire toute action sur la

____

(1) Ed. de Jœger, *Ueber Einstellung des diopt. Apparates*, p. 27.

production et sur l'aggravation progressive de la myopie.
Voici comment Giraud-Teulon (1) s'exprimait à cet égard :
« L'ectasie des membranes profondes, le staphylome postérieur, la myopie qui en est la manifestation optique, sont des
états généralement consécutifs à des applications prolongées
sur des objets rapprochés... Quelles sont les forces en jeu
dans cette vision? Il y en a de deux sortes : l'accommodation et
le mouvement de convergence mutuelle des deux yeux.
L'accommodation, chez le myope, n'a pas grand service à
rendre, et, par conséquent, pas grande fatigue à subir. Le
myope a toujours plus d'accommodation qu'il n'en réclame.
Il l'épargne ou la relâche plutôt qu'il ne la met en œuvre.
Il reste donc à examiner la convergence des axes optiques, etc. »

On le voit, Giraud-Teulon, d'accord en cela avec tous les
auteurs de la même époque, refusait au muscle accommoda-
teur toute participation dans le développement de la myopie
acquise ou par excès de travail des yeux. Mais depuis lors de
nouvelles études ont démontré que le rôle de ce muscle pouvait ne pas être aussi effacé qu'on l'avait cru jusque-là.

Iwanoff (1), dans ses récentes recherches histologiques,
s'est attaché à étudier comparativement le muscle ciliaire chez
les hypermétropes, les emmétropes et les myopes.

Il a été conduit à établir que les deux portions qui composent ce muscle (fibres internes ou musculaires, et fibres
externes ou longitudinales) ne sont pas également développées
sur les trois sortes d'yeux. Chez le myope, la portion circu-

____

(1) Giraud-Teulon, Mém. à l'Académie de médecine, 27 novembre 1866, et
inséré dans les *Annales d'oculistique*. T. LVL, p. 201-206.
(2) Iwanoff, *Archiv für Ophthalm.*, XV, 3, p. 284.

laire du muscle ciliaire fait presque défaut ; comme elle occupe normalement le sommet des procès ciliaires, il en résulte une conformation particulière de ces derniers qui sont comme tronqués à leur sommet. Par contre, les fibres longitudinales semblent beaucoup plus prononcées chez le myope que chez l'emmétrope et l'hypermétrope.

Cette prédominance des fibres longitudinales du muscle ciliaire peut faire que, pendant leur contraction, elles exercent une traction sur la choroïde, et gênent la circulation et l'innervation de cette membrane, surtout à son point d'insertion sur le pourtour du nerf optique.

A l'appui de cette action du muscle ciliaire sur la choroïde, on pourrait invoquer l'observation de Horner. Cet auteur a trouvé sur un certain nombre d'yeux myopes les fibres de Müller, non plus perpendiculaires au plan de la rétine, mais obliques d'arrière en avant et de dedans en dehors, comme si leur extrémité externe avait suivi les mouvements de glissement réitérés de la choroïde, à chaque contraction du muscle ciliaire.

A ces recherches anatomiques viennent se joindre, pour les confirmer, les études cliniques et physiologiques dont il nous reste à parler.

Déjà Donders et Junge avaient enseigné que la crampe accommodative accompagne souvent les degrés élevés de la myopie. Jusqu'à ces derniers temps cependant on n'y avait attribué qu'une faible importance, lorsque Dobrowolski (1) a attiré de nouveau l'attention sur ce fait. Pour lui, comme

______

(1) Dobrowolski, *Beiträge zur Lehre von der Anomalie der Refraction und Accommodation des Auges*. (*Klin. Monatsblätter für Augenheilkunde*, sixième année.)

pour Erismann (1), et Schiess-Gemuseus (2), le plus grand nombre des yeux devenus myopes seraient primitivement emmétropes ou même hypermétropes. D'après ces auteurs, la contraction tonique prolongée du muscle ciliaire tiraille la choroïde, d'où résultent la stase veineuse dans les vaisseaux ciliaires, la congestion et l'augmentation de sécrétion intra-oculaire, et finalement l'ectasie après inflammation localisée au voisinage de la papille.

Comme preuve du rôle important joué par la crampe accommodative, Dobrowolski cite l'examen de 105 myopes apparents fait à l'aide de verres correcteurs et des échelles de Snellen, avant et après une instillation prolongée d'atropine. Il dit avoir trouvé 69 fois une myopie qui devait être mise, en tout ou en partie, sur le compte d'un spasme de l'accommodation ; la réfraction statique pouvait être indifféremment la myopie, l'emmétropie et même l'hypermétropie. — Ce même mode d'examen a fourni à Hosch (3) la proportion de 46 myopes de cette nature sur 67 cas, et à Schiess-Gemuseus, celle de 81 sur 101 (*loco cit.*).

Contrairement à ce qui précède, Schnabel (4) ayant observé 120 yeux myopes à l'aide de l'examen ophthalmoscopique à l'image droite, avant et après l'emploi de l'atropine, conclut que le spasme est beaucoup plus rare que ne le prétendent les auteurs cités précédemment.

---

(1) Erismann, *Ein beitrag zur Entwickelungsgeschichte der Myopie, gestütz auf die Untersuchung der Augen von 4354 Schülern und Schülerinnen* (*Archiv für Ophthalm.*, XVII, p. 1).

(2) Schiess-Gemuseus, broch., in-8°, Bâle, 1873. *Beitrag zur Therapie der Myopie.*

(3) Hosch, *Ueber die therapeutische Wirkung des Atropin auf myopische Augen*, 1871.

(4) Schnabel, *Archiv für Ophthalm.*, t. XX, p. 1 à 70.

Il dit n'avoir constaté aucun cas de spasme réel de l'accommodation. Dans cinq cas seulement l'examen fonctionnel après instillation d'atropine démontra un degré de myopie moins fort qu'auparavant. Il en conclut à une action tout à fait négative du muscle ciliaire dans la production de la myopie.

On le voit, la question est encore à l'étude, et il importe beaucoup d'arriver à l'éclaircir, surtout au point de vue du traitement préventif de la myopie.

Anatomie pathologique. — Le fait dominant dans la scléro-choroïdite postérieure, c'est la présence au pourtour du nerf optique d'une lésion atrophique de la choroïde, accompagnée d'une ectasie plus ou moins grande de la sclérotique au même point. Dans l'immense majorité des cas, la présence du staphylome postérieur coïncide avec l'allongement antéro-postérieur de l'œil, mais il peut exceptionnellement s'observer sans cet allongement, c'est-à-dire sur des yeux emmétropes et même hypermétropes.

La dissection des yeux myopes a montré une disposition particulière, consistant en une dissociation des gaînes externe et interne du nerf optique près de leur insertion à la sclérotique. Cette dissociation est surtout prononcée au côté externe du nerf, sans doute par suite d'une disposition originelle, et aussi parce que, dans les mouvements répétés d'adduction de l'œil, l'hémisphère externe sur lequel s'insèrent les muscles obliques, et qui est plus éloigné de l'attache du nerf optique, est plus fortement tiraillé.

A mesure que le staphylome fait des progrès, il peut envahir tout le pourtour de la papille, mais en restant toujours plus prononcé du côté externe.

Lorsque le staphylome est congénital, c'est-à-dire dû à un arrêt de développement, il est nettement limité sur les bords par un liséré pigmentaire, et dépourvu de vaisseaux choroïdiens. Au contraire, dans le staphylome acquis ou par distension, non-seulement la bordure est souvent moins régulière, mais il est fréquent de voir un ou plusieurs vaisseaux choroïdiens traverser la plaque atrophique. Schnabel, qui insiste sur ces caractères distinctifs, les explique en disant que, dans le staphylome congénital, le pigment et le stroma choroïdiens font également défaut, tandis que, dans le staphylome acquis ou pathologique, le pigment épithélial manque seul, le stroma choroïdien fortement aminci, existant toujours.

Chose curieuse à noter, la région de la macula n'est jamais envahie directement par l'extension de la plaque atrophique principale. Lorsqu'elle est atteinte, c'est par un foyer isolé de choroïdite atrophique qui peut débuter par une apoplexie. Des foyers disséminés de même ordre peuvent se montrer sur d'autres points de la choroïde, et, se fusionnant entre eux, ils finissent, dans les cas graves, par former de larges plaques atrophiques.

Rarement la rétine elle-même devient le siége de ruptures ou d'hémorrhagies, malgré le violent tiraillement qu'elle subit, ainsi que le prouve la direction rectiligne des vaisseaux qui, de la papille, se rendent dans la macula.

A une période avancée, l'humeur vitrée se liquéfie et renferme de gros flocons filamenteux. Il est probable que ces flocons tirent leur origine d'extravasats sanguins provenant du corps ciliaire. Plus tard encore, le corps vitré, en s'organisant, revient sur lui-même et attire avec lui la rétine qu'il décolle.

La dissection des staphylomes montre que la choroïde et les couches externes de la rétine (cônes et bâtonnets) sont atrophiées ; les deux membranes se confondent entre elles. La conséquence de la disparition des éléments de perception de la rétine est une extension de la tache aveugle de Mariotte. Il est toutefois à noter que les fibres optiques conservent longtemps leur intégrité ; ce qui fait que, si la partie atrophique de la rétine est incapable de percevoir directement les impressions lumineuses, elle ne cesse pas de conduire jusqu'au nerf optique les impressions venues des portions plus excentriques de la rétine.

Le cristallin lui-même participe aux troubles nutritifs du tractus uvéal et du corps hyaloïde. La lentille devient alors le siége d'opacités qui se localisent de préférence vers le pôle postérieur.

Lorsque, au lieu de céder, la sclérotique résiste, on peut voir apparaître un glaucome consécutif. Celui-ci se caractérise bien plus par les troubles fonctionnels qui lui sont propres que par l'excavation du nerf optique qu'efface en partie ou complétement la sclérectasie postérieure. Ce fait n'est pourtant pas absolu, et l'on peut encore assez souvent rencontrer l'excavation glaucomateuse caractéristique. Nous avons vu parfois ce glaucome n'avoir qu'une durée transitoire, et aboutir rapidement au ramollissement avec phthisie aiguë du globe.

Symptômes. — 1° Symptômes locaux. — A l'examen ophthalmoscopique, on constate l'existence d'une atrophie choroïdienne siégeant en dehors de l'entrée du nerf optique, et constituant le staphylome postérieur. Sa forme est presque toujours celle d'un croissant dont la concavité embrasse le

côté externe du nerf optique. A mesure qu'elle se développe,
l'atrophie présente des formes différentes. Quand son axe
s'allonge, elle passe de la forme en croissant à la forme semi-
elliptique. Puis à mesure que l'atrophie tend à circonscrire

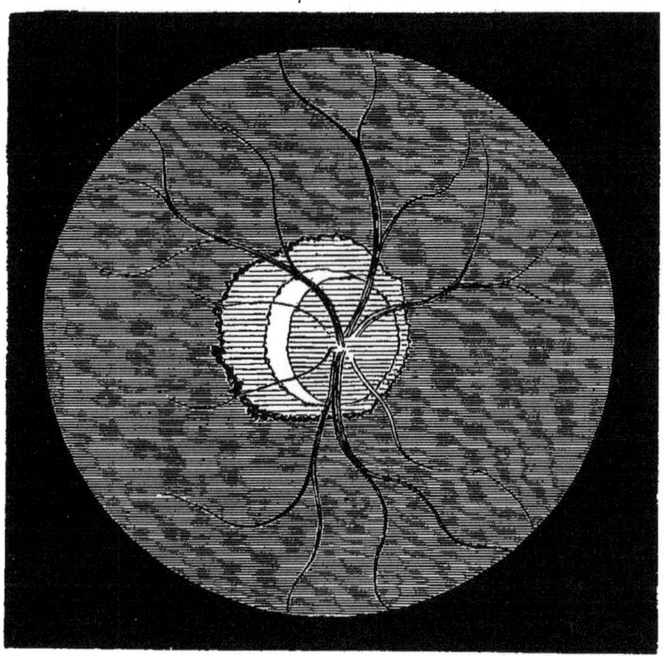

Fig. 11. — Staphylome postérieur.

la papille, elle prend d'abord une forme semi-annulaire, puis
tout à fait circulaire. Dans ce dernier cas, l'anneau reste
presque toujours plus large au côté externe qu'au côté interne. Enfin, à mesure qu'il s'étend, il prend des formes de
plus en plus irrégulières, et peut arriver à acquérir des
dimensions de 3 à 6 millimètres. Bien que l'axe du croissant
atrophique soit dirigé vers la tache jaune, il est cependant
fort rare qu'il atteigne directement cette dernière qui, par le

fait de l'ectasie de la partie postérieure de l'œil, s'éloigne de plus en plus de la papille.

Parfois la partie atrophiée est notablement excavée, ainsi que l'indique la courbure des vaisseaux sur son bord externe; mais en général cependant cette courbure se continue directement avec celle des parties non atrophiées. La papille elle-même peut être le siége d'une excavation glaucomateuse, tantôt avec le crochet caractéristique des vaisseaux, tantôt sans caractères propres. De plus, elle présente généralement une forme allongée verticalement, cette déformation est en partie réelle, mais surtout en grande partie apparente. En effet, dans l'œil myope, la papille est déplacée en dedans, ce qui nous la fait regarder obliquement à travers la pupille, et nous la fait paraître rétrécie dans le sens horizontal.

Les vaisseaux rétiniens ressortent avec netteté sur la sur-face atrophiée; leur trajet est rectiligne, sans sinuosités, ce qu'explique la distension subie par la rétine. La direction rectiligne des vaisseaux choroïdiens, leur écartement plus considérable, indiquent aussi la distension et l'amincissement de la choroïde.

La région de la macula, avons-nous dit, est rarement envahie par les progrès du staphylome postérieur; mais il n'est pas rare de la voir prise isolément. On y constate alors une coloration blanchâtre due à l'atrophie du tissu choroïdien, et elle devient, comme la papille, un centre d'où la maladie se propage. L'ectasie voisine de la tache jaune et celle qui entoure la papille se portent l'une vers l'autre, se réunissent et finissent par envahir tout le fond de l'œil. Souvent en même temps surviennent des apoplexies choroïdiennes, des plaques blanches et jaunes, des amas de pigment, enfin tous les signes de la choroïdite disséminée. Signalons enfin comme conséquences ultimes de la maladie la présence de flocons mobiles dans le corps vitré, le décollement de la rétine et l'opacité du cristallin.

Symptômes fonctionnels. — Le développement progressif de la myopie est le symptôme principal; souvent, dans les degrés élevés, il s'y joint de l'astigmatisme; notons enfin la présence des mouches volantes, l'asthénopie musculaire amenant à sa suite le strabisme externe, intermittent d'abord, puis confirmé, et enfin la crampe accommodative avec injection et rougeur du globe, dont nous avons déjà parlé. L'examen du champ visuel permet de découvrir les scotomes et le décollement rétinien; enfin, dans les dernières périodes, le malade devient tout à fait amblyope.

Marche. — Tantôt elle est lente, tantôt rapidement progressive. Un signe important à ce point de vue, c'est l'examen des limites du staphylome; si ses bords sont nets et bien délimités, la maladie tend à rester stationnaire; si, au contraire, ses limites sont diffuses et se continuent graduellement avec des parties plus claires et dépigmentées de la choroïde, on doit craindre la marche envahissante de l'affection.

Diagnostic. — Le diagnostic est facile. La seule difficulté consiste à reconnaître parfois l'excavation glaucomateuse à cause de l'ectasie du pôle postérieur.

Pronostic. — Le pronostic n'est grave que dans le staphylome rapidement progressif, et surtout chez les personnes encore jeunes, à cause de la possibilité des accidents consécutifs. Il faut surtout ne pas perdre de vue la complication possible d'un glaucome d'une apoplexie de la macula et d'un décollement brusque de la rétine, le plus terrible des accidents qu'on ait à redouter.

Traitement. — Celui-ci est prophylactique ou curatif.

Le traitement préventif consiste à éviter tout ce qui peut congestionner la tête, par-dessus tout le travail la tête penchée en avant et les yeux fixés à de courtes distances. Il importe aussi de se préoccuper de l'éclairage. Car on sait que certaines écoles mal éclairées sont devenues de véritables pépinières de myopes. On devra entrecouper le travail par des heures de repos; et enfin, si l'on craint le développement d'une scléro-choroïdite progressive, on conseillera le choix d'une carrière qui n'exige pas un travail fatigant pour la vue.

Comme moyens optiques, on aura recours à l'emploi de verres concaves pour le travail de près, afin d'écarter le punctum proximum et de diminuer la convergence des axes optiques. Mais ce moyen ne rend de services que si l'acuïté visuelle est entière, à cause du rapetissement des images qui en résulte. En cas d'asthénopie, on emploiera des verres prismatiques à base interne.

Enfin, si à la myopie s'ajoute de l'amblyopie causée par des lésions rétiniennes, des opacités cornéales qui deviennent cause aggravante de myopie, ou des troubles du cristallin, on conseillera des verres de loupe n° 5 combinés à une fente sténopéique de 4 à 5 millimètres. Ce moyen, tout dernièrement encore préconisé par Badal, nous a rendu de réels services, alors que les verres de Steinheil nous ont paru fort peu avantageux, et d'une valeur beaucoup plus théorique que pratique.

Les moyens médicaux consistent dans l'emploi des laxatifs

et des déplétions sanguines locales, telles que ventouses Heurteloup et sangsues à la tempe, on pourra aussi avoir recours aux ménorrhéiques, aux sudorifiques (Jaborandi, décoction de Zittmann), surtout en cas de choroïdite disséminée, enfin aux révulsifs, aux pédiluves et aux exutoires au pourtour de l'orbite.

Ces divers moyens trouveront surtout leur indication, quand il y aura des signes de congestion et d'inflammation des yeux et de la tête.

Le traitement par l'obscurité et l'emploi, répété au besoin, du collyre au sulfate d'atropine, s'applique aux cas où il y a crampe accommodative.

En cas de signes glaucomateux, on pratiquera l'iridectomie. Enfin, si l'on a affaire à une insuffisance des muscles droits internes ou à un strabisme externe confirmé, si les prismes sont demeurés insuffisants, on pratiquera la ténotomie qui devra porter sur les muscles droits externes.

D'après Bonnet, de Lyon (1), le degré de myopie diminue après la section tendineuse ; cet auteur coupait le tendon du petit oblique ; l'opération de Bonnet ne trouve plus aujourd'hui d'imitateurs.

Pour le traitement du décollement de la rétine, nous renvoyons le lecteur aux leçons où il sera traité de cette affection.

(1) Bonnet, de Lyon, *Traité des sections tendineuses et musculaires*, Paris et Lyon, 1841, p. 219 à 278.

DIX-SEPTIÈME LEÇON

SOMMAIRE.— De la sclérochoroïdite antérieure. — Synonymie ; symptômes fonctionnels ; anatomie pathologique ; diagnostic ; pronostic ; étiologie ; traitement.

Synonymie. — On l'appelle encore staphylome sclérochoroïdien, staphylome ciliaire, hydrophthalmie, buphthalmie.

Symptômes anatomiques. — Au début, on aperçoit sur la sclérotique un ou plusieurs foyers d'épisclérite, qui, contrairement au bouton bien délimité de cette dernière affection, offrent une injection mal délimitée, faisant parfois le tour de la cornée en se dégradant.

Après un temps variable, l'iris perd de sa contractilité, la pupille s'élargit et devient échancrée, surtout vis-à-vis du point où siége la plaque rouge de la sclérotique ; des synéchies partielles se produisent, la chambre antérieure augmente de profondeur, et l'humeur aqueuse devient trouble. Enfin l'injection sclérale se dissipe, et à sa place on voit apparaître une ou plusieurs bosselures bleuâtres. Celles-ci, situées toujours à quelque distance de la cornée (de 3 mill. à 1 cent. et plus) sont dues à un amincissement progressif de la sclérotique et de la choroïde, sous l'influence de l'exagération de tension du globe, ainsi que le prouve la dureté anormale de l'organe.

Il est des cas où la période congestive est si peu accentuée que les bosselures staphylomateuses et les troubles fonctionnels qui les accompagnent, sont les seuls signes caractérisant l'affection.

Symptômes fonctionnels. — Nuls ou à peu près dans la forme subaiguë ou chronique, les symptômes congestifs et douloureux s'accentuent dans la forme aiguë, au point de provoquer des névralgies ciliaires vives, de la photophobie et de la photopsie. L'acuïté visuelle baisse progressivement; plus rarement on voit survenir la cécité d'une façon brusque. Cela varie suivant que la sécrétion pathologique de liquide survient lentement ou rapidement, suivant que la sclérotique cède beaucoup ou peu à l'exagération de tension intra-oculaire. Une autre cause d'amblyopie réside dans le trouble survenu dans les milieux transparents de l'œil, tels qu'opacité de la cornée, exsudats dans la chambre antérieure ou dans le champ pupillaire, perte de transparence du cristallin et de l'humeur vitrée.

A mesure que le segment antérieur de l'œil devient ectatique, le segment postérieur subit lui-même un refoulement; de là l'allongement de l'axe antéro-postérieur de l'œil et une myopie progressive qui peut devenir excessive, si l'amblyopie ne vient pas la masquer de bonne heure.

L'examen ophthalmoscopique pratiqué alors que les milieux de l'œil ont conservé leur transparence, permet rarement d'apercevoir les lésions choroïdiennes au niveau de la concavité du staphylome antérieur. La raison en est que le plus souvent celui-ci se trouve situé sur un point trop périphérique pour pouvoir être convenablement éclairé. Par contre, ainsi que l'a noté de Græfe (1), il est de règle, ou

____

(1) De Græfe, *Archiv für Ophthalm.*, IV, p. 156.

du moins il est très-commun de trouver une excavation du nerf optique qui contribue beaucoup à la perte de la vision.

De notre côté, nous avons signalé sur les plus jeunes des malades que nous avons observés, surtout chez ceux qui avaient porté leur mal dès la naissance, un croissant atrophique ou staphylome postérieur des plus nets.

L'éclairage oblique fournit à son tour des renseignements utiles, lorsque le staphylome antérieur a pris un développement suffisant. Pour le pratiquer, on dilate largement la pupille par l'atropine, puis on dit au malade de regarder de côté tant qu'il peut, et l'on projette à l'aide d'une forte loupe d'un pouce et demi à deux pouces de foyer un faisceau lumineux que l'on promène d'arrière en avant à travers la pupille sur la partie distendue de la choroïde. Le passage de la lumière sur les portions ectatiques se trouve naturellement indiqué par une transparence plus grande au niveau de la partie amincie des membranes.

Anatomie pathologique. — Ici, comme pour le staphylome postérieur, on peut se demander quelle est la part de la phlegmasie dans les altérations observées. Quoi qu'il en soit de cette question de pathogénie, les autopsies en petit nombre faites jusqu'à ce jour nous apprennent ce qui suit.

Au niveau du staphylome, on rencontre à peu près constamment une adhérence intime entre la choroïde atrophiée et la sclérotique amincie. L'atrophie choroïdienne peut être portée, d'après Schiess-Gemuseus (1), au point qu'il ne reste plus de cette membrane que la couche vitrée. C'est dans ces cas aussi que l'épithélium pigmentaire fait défaut,

____

(1) Schiess-Gemuseus, *Virchow's Archiv*, t. XXIV, p. 561 ; *Archiv für Ophthalm.*, XI, p. 51 à 68.

et qu'il se trouve dispersé par îlots, soit vers la périphérie de l'excavation, soit dans l'épaisseur même de la rétine. — Quant à cette dernière membrane, elle se présente sous des états différents; tantôt elle adhère seulement au pourtour de la bosselure staphylomateuse, et est décollée dans le reste de son étendue; tantôt elle adhère partout à la choroïde, et, comme cette dernière membrane, elle se trouve réduite à ses éléments conjonctifs.

Le corps vitré est habituellement liquéfié, et en grande partie remplacé par un liquide jaune brunâtre, pouvant contenir de grandes cellules, parfois même des vaisseaux de nouvelle formation.

L'appareil cristallinien est refoulé en arrière, parfois luxé et branlant, ou même adhérent aux parties voisines à l'aide d'exsudats sous forme de fausses membranes. Le cristallin s'opacifie, et offre parfois une coloration glaucomateuse.

La cornée présente assez souvent une opacité, surtout vers la périphérie; et, au microscope, on constate une prolifération des éléments figurés de son tissu. Souvent aussi on voit entre cette membrane et la périphérie de l'iris une adhérence établie à l'aide d'une substance claire et striée.

L'iris, plus ou moins atrophié et quelquefois réduit à une trame fibreuse, peut se détacher du corps ciliaire, ou, au contraire, se confondre avec la portion ectatique de la sclérotique.

Les procès ciliaires, plus ou moins distendus et écartés les uns des autres, s'atrophient. Une fois, Schiess-Gemuseus a rencontré entre les procès ciliaires de petits kystes à contenu liquide.

Nous avons dit déjà que le nerf optique est habituellement

le siége d'une excavation cupuliforme plus ou moins prononcée.

Berthold (1) a eu l'occasion de disséquer un œil atteint
de staphylome antérieur total de naissance, qui avait été
énucléé sur une petite fille de quinze mois. Voici ce qu'il a
noté :

L'œil pesait un peu plus de 18 grammes. D'avant en arrière, il mesurait 43^{mm}, et 28,5^{mm} en travers. Le diamètre
vertical de la cornée avait 20 mill. et le diamètre horizontal,
16 mill.

La sclérotique était amincie et soudée à la choroïde dans
le plan équatorial; partout ailleurs ces deux membranes
étaient séparées par une mince couche de liquide. Le cristallin était aplati et opaque à sa face postérieure. La cornée
était épaisse, et mesurait 4,5 ^{mm} mill. au centre, et 1^{mm} au
niveau du limbe.

L'épithélium cornéal était épaissi. Entre les couches stratifiées de la cornée existait un tissu de nouvelle formation
composé de petites cellules. L'iris était réduit à une simple
couche de pigment.

A la périphérie du corps vitré, l'auteur note une couche
composée d'un amas de corps embryonnaires sphéroïdaux.

La partie postérieure du cristallin a une structure finement striée, et est parcourue par de nombreux vaisseaux
embryonnaires anastomosés. La choroïde est atrophiée et la
rétine normale, à part une grande prédominance des fibres
de Müller. Le nerf optique est très-vasculaire. Dans l'espace
vaginal, sur les trabécules larges de 6 μ, se trouvent des cellules fusiformes à grands noyaux, larges de 5 μ, longues de 6

(1) Berthold, *Archiv für Ophthalm.*, 1870, p. 169-202.

à 8 μ. Les noyaux de ces cellules se trouvent également dans le tissu connectif du nerf et dans la lame criblée.

Berthold se trouve conduit à penser que la cause de la buphthalmie réside dans un arrêt de développement des tissus.

Le siége de la scléro-choroïdite antérieure est la partie la plus mince de la sclérotique, comprise entre la périphérie de la cornée et l'équateur. Le point de pénétration des vaisseaux ciliaires antérieurs dans l'œil étant le plus mince est aussi le lieu de prédilection du staphylome. La partie supérieure et l'interstice des muscles droits sont les points qu'affectionne surtout l'ectasie scléroticale.

Parmi ces staphylomes, les uns plus antérieurs occupent la région du canal de Schlemm et peuvent affecter une disposition annulaire. D'autres sont plus périphériques et situés vis-à-vis de la tête des procès ciliaires. Enfin, dans une troisième variété, l'ectasie se rapproche davantage de l'équateur; l'iris et les procès ciliaires plus ou moins atrophiés se trouvent alors refoulés vers la cornée, au lieu de s'en éloigner comme dans les deux premiers cas.

Diagnostic. — Il est généralement facile, et, tant que l'examen ophthalmoscopique est encore possible, la confusion entre cette affection et un sarcome mélanique distendant l'œil est facile à éviter. — A cause de la dureté du globe, on peut, dans les premiers stades de la maladie et s'il existe de vives douleurs, se demander si l'on n'a pas affaire à un glaucome. Mais l'âge peu avancé des malades, l'augmentation de volume des parties antérieures du globe, la délimitation de la phlegmasie par foyers dans les points indiqués de la choroïde et de la sclérotique, et, plus tard, l'apparition de bosselures bleuâtres, empêchent toute erreur.

Lorsque la maladie a fait des progrès, il n'est pas rare de trouver le globe ramolli et comme fluctuant, tout en demeurant très-gros; ce qui différencie cet état de la phthisie de l'œil.

Plus rarement on voit les enveloppes se rompre et donner lieu à la production d'une choroïdite suppurative avec atrophie de l'organe.

Pronostic. — Que le staphylome antérieur soit congénital ou acquis, il constitue toujours une affection grave, tendant à faire des progrès incessants.

D'après Ware (1), les cas d'hydrophthalmie congénitale guérissent parfois sans traitement : la cornée s'éclaircit, l'œil se rétracte, et s'il ne reprend pas son volume normal, au moins cesse-t-il de s'accroître. D'autres fois, le mal reste stationnaire jusqu'à la puberté; mais alors l'œil augmente brusquement de volume; la pupille largement dilatée contracte des adhérences avec la capsule cristalline qui devient opaque; l'iris se déchire par suite de l'allongement auquel il est soumis; la rétine perd sa sensibilité, et, au bout d'un certain temps, l'œil se ramollit et s'atrophie. Nous avions dernièrement sous les yeux, à l'hôpital de Lariboisière, un cas de ce genre. L'œil gauche du malade âgé de 38 ans était complétement phthisique; l'œil droit, au contraire, buphthalmique et à peu près amaurotique, était extrêmement ramolli, rouge et douloureux. Une paracentèse de ce dernier œil, qui laissa écouler une grande quantité d'un liquide jaune brunâtre, et des ventouses aux tempes, améliorèrent notablement la vision et firent cesser la rougeur et les douleurs.

(1) Ware, *Remarks on the Ophthalmy*, London, 1814.

Étiologie. — Souvent la scléro-choroïdite antérieure se montre sur des yeux myopes, conjointement avec le staphylome postérieur. C'est ce qui s'observe surtout chez les sujets de huit à seize ans fortement myopes. La seule question à se poser en pareil cas, c'est de savoir si la myopie préexiste à l'hydrophthalmie, ou si, au contraire, la myopie et le staphylome postérieur ne sont que la conséquence de la scléro-choroïdite antérieure. On conçoit en effet que, dans le jeune âge, la sclérotique étant mince et extensible, l'action nuisible d'un état hypertonique de l'œil se fasse sentir aux deux pôles antérieur et postérieur. Les effets de l'exagération de pression peuvent même aller jusqu'à produire une excavation du nerf optique.

Des ophthalmies spontanées et traumatiques, surtout quand elles siégent sur la cornée, l'iris et les procès ciliaires, peuvent se compliquer plus tard de choroïdite ectatique. Tel est le sens qu'il faut donner selon nous à l'influence de la scrofule et de la syphilis invoquées par plusieurs auteurs comme causes de scléro-choroïdite antérieure.

Traitement. — Il peut être médical ou chirurgical, et ce dernier doit varier selon les cas.

Le traitement médical n'est véritablement efficace qu'au début de la maladie, alors qu'il existe des signes inflammatoires évidents. Il consiste en ventouses ou sangsues appliquées à la tempe, sudorifiques, calomel, diurétiques, enfin repos des yeux dans un endroit obscur.

En cas d'atonie, de cachexie et de lymphatisme prononcé, c'est aux amers, aux ferrugineux, à l'huile de foie de morue et à l'iode qu'il faut avoir recours.

Quand l'hydrophthalmie et le staphylome ont fait des progrès, que l'œil plus ou moins bosselé tend à prendre la forme carrée, et qu'il a perdu de son acuïté, il y a peu à compter sur le traitement médical, et c'est aux moyens chirurgicaux qu'il faut s'adresser.

La paracentèse de la cornée, répétée au besoin, a été pratiquée avec un succès relatif par plusieurs auteurs (Nuck, Beer, Mackenzie, Sperino, etc.). Comme cette petite opération est ordinairement inoffensive, et qu'elle peut agir, ne fût-ce que comme palliatif, nous pensons qu'il est bon d'y recourir quand la douleur ne cède pas à l'emploi des moyens médicaux, ou que la dureté du globe témoigne de l'exagération de la tension intra-oculaire. Après chaque évacuation d'humeur aqueuse, il sera bon de comprimer l'œil à l'aide d'un bandeau et de recommander au malade le repos au lit, pour éviter une hémorrhagie *ex vacuo* dans l'intérieur du globe.

Si, comme cela arrive souvent, la paracentèse ne produit pas d'effet durable, on aura recours à l'iridectomie, qui, même dans les cas de staphylome prononcé, a pu rendre parfois des services. Nous voyons encore en ce moment un homme de quarante et quelques années, porteur d'un staphylome scléral situé à la partie externe de l'œil droit, et offrant le volume d'une aveline. Nous lui avons pratiqué, il y a cinq ans, une iridectomie inférieure d'abord, puis une autre supérieure. Bien que, dès cette époque, le cristallin fût assez opaque au centre pour ne pas permettre l'examen du fond de l'œil, la double iridectomie a eu pour effet de rendre stationnaire la maladie, de diminuer le staphylome et de faire disparaître complétement les douleurs. On voit, d'après cet exemple, qu'il ne faut pas toujours se contenter d'une seule iridectomie, et que, si la première reste insuffisante, il faut en pratiquer une seconde.

Lorsque l'œil a pris un volume considérable (buphthalmie); que la vision est à peu près abolie sans espoir de retour; que le globe, constamment exposé à l'air par suite de la non-occlusion des paupières, devient le siége d'inflammation avec ulcération de la cornée, il faut, pour mettre fin aux souffrances du malade, chercher à réduire le volume de l'organe.

On a proposé, dans ce but, plusieurs moyens. D'abord, on peut, d'après le conseil de Beer, pratiquer, après l'iridectomie, l'extraction du cristallin et d'une partie de l'humeur vitrée qui généralement est diffluente.

Dans le même but, on a conseillé la paracentèse de la sclérotique pratiquée à l'aide du couteau de de Græfe et répétée jusqu'à ce que l'œil soit réduit suffisamment. En procédant ainsi, on évite la suppuration de l'organe et ses conséquences. Mais il faut joindre à ce moyen la compression pour hâter la résorption et éviter les apoplexies choroïdiennes.

On a également préconisé en pareil cas le séton filiforme (fil de soie laissé à demeure), afin de provoquer dans l'œil une inflammation capable de faire résorber l'excès de liquide. Mais ce moyen expose à la suppuration; aussi Flarer conseille-t-il de ne pas laisser le fil en place plus de 24 heures. On pourrait donner la préférence aux fils métalliques qui ne s'altèrent pas comme les fils végétaux ou animaux (fils d'or, de platine, de nickel, etc.). On pourrait aussi essayer le catgut antiseptique de Lister du calibre le plus fin. Il offrirait l'avantage de pouvoir se résorber, une fois mis en place.

Bonnet, de Lyon (1), partant de l'idée que, dans l'hydroph-

(1) BONNET, *Gazette médicale de Lyon*, 1855, p. 372.

thalmie, il s'agit d'une poche contenant, non plus de l'humeur vitrée normale, mais bien un liquide pathologique brunâtre et fortement albumineux, conseille de traiter l'affection par l'évacuation du liquide à l'aide d'une canule, suivie d'une injection iodée. On emploie parties égales d'eau et de teinture d'iode, avec addition d'un peu d'iodure de potassium.

Bonnet aurait tenté deux fois cette opération ; une première fois sans succès, mais aussi sans accident notable ; une seconde fois avec succès. Après des accidents phlegmasiques assez intenses, l'œil se mit à s'atrophier au point que, cinq semaines après l'opération, il n'avait plus que le tiers du volume primitif, et, cinq mois plus tard, celui d'une petite noisette. Il est à remarquer toutefois que la cornée, en partie transparente avant l'opération, était devenue tout à fait opaque ; et chose plus grave, plusieurs mois après, le malade se plaignait de ressentir à des intervalles variables des élancements douloureux du côté de la tempe et de l'arcade orbitaire. Avec les idées actuelles sur l'ophthalmie sympathique, nous avouons qu'un pareil résultat nous paraît peu enviable.

Lorsque le staphylome, par son volume excessif et l'envahissement de la cornée, constitue une difformité choquante, en même temps qu'une souffrance perpétuelle pour le malade, on a proposé, non sans raison, l'ablation partielle ou totale du globe.

Sans doute l'excision de la partie staphylomateuse suivie de la suture d'après le procédé de Critchett et de Wecker, donne un moignon mieux disposé pour l'adaptation d'une coque en émail. Mais l'ablation totale, d'après le procédé de Bonnet, est une opération plus simple et plus inoffensive, en même temps qu'elle met plus sûrement le malade à couvert des accidents sympathiques. Aussi nous lui donnons la préférence sur la résection partielle de l'œil, qui, entre autres inconvénients, expose à des hémorrhagies très-abondantes par suite de la diminution brusque de la tension intra-oculaire, et à la suppuration du moignon.

FIN

TABLE DES MATIÈRES

FIN DE LA TABLE DES MATIÈRES.

PARIS. — IMPRIMERIE DE E. MARTINET, RUE MIGNON, 2.

www.ingramcontent.com/pod-product-compliance
Ingram Content Group UK Ltd.
Pitfield, Milton Keynes, MK11 3LW, UK
UKHW021858070726
13613UKWH00001B/204